Ben Baak

Du kannst dich mal … gesund bewegen!

Impulse für einfache und wirkungsvolle Aktivitäten im Alltag

KVM – DER MEDIZINVERLAG

Die Deutsche Nationalbibliothek verzeichnet diese Publikation in der Deutschen Nationalbibliografie; detaillierte bibliografische Daten sind im Internet über *http://dnb.d-nb.de* abrufbar.

Anschrift des Verlags:
KVM – Der Medizinverlag,
Dr. Kolster Verlags-GmbH
Ifenpfad 2–4, 12107 Berlin

Autorenkontakt:
info@benbaak.de

www.kvm-medizinverlag.de

1. Auflage 2023

Lektorat: Renate Mannaa, Berlin
Gesamtproduktion:
KVM – Der Medizinverlag, Berlin
Druck: GZH d.o.o., Zagreb
Printed in Croatia

ISBN: 978-3-86867-668-6

Voller Dankbarkeit widme ich dieses Buch unseren Kindern Nora und Jara.

Ihr seid meine Vorbilder für natürlichen Bewegungsdrang und mein Ansporn für Gesundheit.

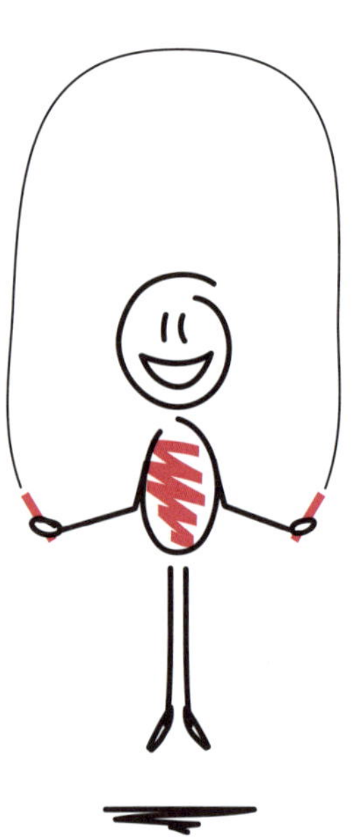

INHALT

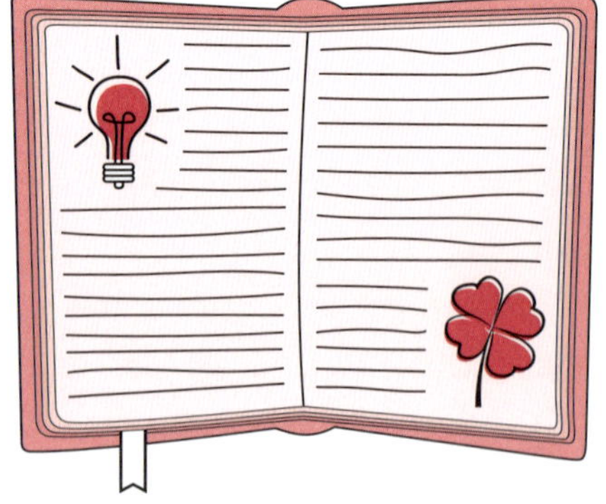

1 VORWORT

Was kann Menschen dazu bewegen, sich mehr zu bewegen? Welche sprichwörtliche Katze können Forschung und Medizin noch aus dem Sack lassen, damit der Trend abnehmender Bewegung und zunehmender Bauchumfänge gebrochen wird? Eigentlich wissen wir doch heute genug, um den Allerwertesten im Alltag regelmäßig hochzubekommen. Allein die Erkenntnis, dass Bewegung nebenwirkungsfrei und durch das eigene Zutun Körper und Geist zugutekommt, dürfte Menschen eine herzliche Einladung sein. Die Realität zeigt jedoch seit Jahren einen zunehmenden Bewegungsmangel über alle Gesellschaftsschichten hinweg.

Meiner Überzeugung nach bestehen strukturelle Hürden, die schon in der Schule zu Inaktivität und Dauersitzen erziehen. Studien zeigen, dass eine Stunde Sitzen 22 Minuten Lebenszeit kostet. Körperliche Inaktivität rangiert heute auf Platz 4 der vermeidbaren Todesursachen. Allerdings reduziert der Mangel an Bewegung nicht nur die Lebenszeit, sondern schränkt massiv die Lebensqualität ein, indem Bewegungsarmt über Verspannungen und Schmerzen hinaus selbst schwerwiegende Erkrankungen begünstigt, die im hohen Maße hausgemacht sind.

Mit Gewissheit kann ich sagen, dass wir nicht den Lebensstil unserer frühen Vorfahren aufgreifen werden, was sicher einen Großteil der entstandenen Probleme beheben würde. Stattdessen gilt es im wahrsten Sinne des Wortes, neue Wege zu gehen, Aktivitäten smart und clever zum alltäglichen Begleiter zu machen, um ausgeglichener, energiegeladener und gesünder durch den Alltag zu kommen.

Vielen Menschen ist vermutlich gar nicht bewusst, wie einfach, wirkungsvoll und groß das selbstgemachte Geschenk angemessener Bewegung wirklich ist. Deshalb wünsche ich dir bei der Lektüre der folgenden Seiten spannende Erkenntnisse und eine große Portion praktischer Umsetzung in deinem Lebensalltag.

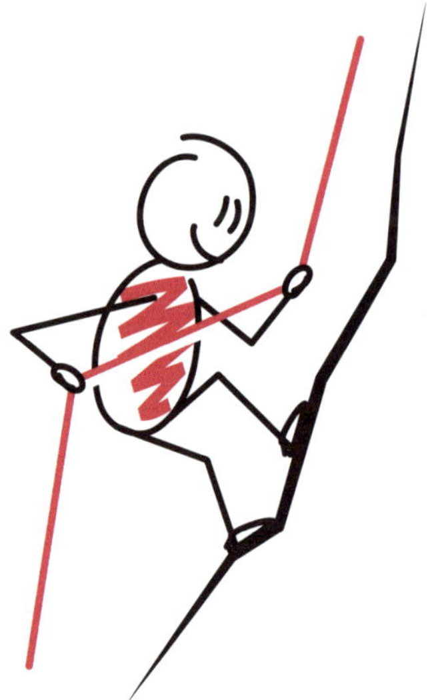

Tipp

In der Kombination aus Lesen und Hören lässt sich Wissen noch besser aufnehmen und tiefer verinnerlichen, weil unterschiedliche Kanäle zur Informationsaufnahme und -verarbeitung genutzt werden können. Dadurch profitierst du von einer schnelleren und umfassenderen Wissensverarbeitung. Außerdem kannst du die Inhalte des Buches von unterwegs studieren.

Das Hörbuch zum Buch

2
BEWEGUNG IST EIN LEBENSWERK

„Wenn allein der Glaube schon Berge versetzt, was wird dann erst dein Handeln bewirken?"

Von der ersten bis zur letzten Minute ist das Leben von Bewegung geprägt. Schon die ersten spürbaren Bewegungen im Mutterleib sind darauf ausgerichtet, den Sprössling zu entwickeln. Auch wenn der Bewegungsumfang am Anfang weniger wahrzunehmen ist, spätestens mit der Geburt wird vieles erlebbarer. Und meist bringt ein Baby das Umfeld und die Eltern erstmal ordentlich in Bewegung.

Die Kleinen werden schnell mobiler und es ist zu sehen, wie sehr es ihnen ein Bedürfnis ist, die Welt zu erobern. Natürlich über Bewegung. Erst etwas unbeholfen durch Zappeln, Fuchteln und Strampeln, dann immer koordinierter. Nach den ersten Drehungen geht es scheinbar immer schneller. Plötzlich wird gerobbt, gesessen, gekrabbelt und irgendwann gelaufen. Aber es ist noch lange nicht Schluss. Schließlich sind da noch das Balancieren, Ballspielen, Tanzen, Springen und die vielen weiteren Bewegungsarten.

Was aber leider von der Eroberung der Welt durch Bewegung im Kindesalter übrigbleibt, ist für viele Menschen im Erwachsenenalter die Eroberung des Büros oder des Wohnzimmers im Sitzen. Unsere Gesellschaft macht uns sitzend. Schon in der Schule müssen die Sechsjährigen verstehen, dass mit der freimütigen Bewegungskultur Schluss ist. Stillsitzen und konzentrieren! Wer's kann, ist das bravere Kind. Mir bereitet das Kummer, denn bereits im ersten Schuljahr verlernen viele Kinder das natürliche Laufen und werden vielfach von diesem Moment an zunehmend ihrer Freude an Bewegung beraubt. Denn der gesamte Bewegungs- und Haltungsapparat passt sich der neuen Körperhaltung an. Studien belegen, dass viele Kinder 85 % ihrer Wachzeiten sitzend verbringen (Schools and Staffing Survey [SASS], 2007). Das ist viel zu viel und hat gravierende Folgen für die gesamte Entwicklung. Eltern, die jetzt meinen, beruhigt aufatmen zu können, weil ihr Kind abseits der Schule einen aktiven Lebensstil mit Vereinssport und sonstigen Aktivitäten pflegt, müssen zur Kenntnis nehmen, dass dies leider nicht ausreicht, um die Negativeffekte des Sitzens aufzuwiegen (Biswas et al., 2015). Diese Erkenntnisse treffen gleichermaßen auf Kinder und Erwachsene zu.

Aktuelle Zahlen der WHO (Weltgesundheitsorganisation) erwarten für den Zeitraum 2020–2030, dass, ausgelöst durch Bewegungsmangel, fast 500 Millionen Menschen weltweit an Herzkrankheiten, Fettleibigkeit, Diabetes, Depressionen und Demenz leiden werden.

Wir müssen ein neues Verständnis für das schädliche Sitzen und die Bedeutung angemessener Bewegung im Alltag schaffen, um unsere Gesundheit besser zu schützen und langfristig zu erhalten. Bewegung muss uns so lange wie möglich, regelmäßig und kontinuierlich begleiten, um uns vital und gesund zu erhalten.

Kurz zusammengefasst

1. Bewegung ist eine Lebensaufgabe. Erhalte dir die Freude und Leichtigkeit an Bewegung. Sieh in ihr einen starken Begleiter im Alltag, mit dem du deine Lebensqualität fördern und mehr Gesundheit erlangen kannst.
2. Kinder haben am besten vielfältige Bewegungserfahrungen, die mit Spaß verbunden sind. Es gilt, möglichst positive Erfahrungen zu sammeln und damit das Interesse an Bewegung zu erhalten.
3. Menschen, die durch ihr Handeln ein bewegtes Leben von Kindern und Jugendlichen fördern und unterstützen, sind ein Segen, denn es wird vermutlich keinen systematischen Ansatz aus der Politik geben, der ausreichende Bewegung verbindlich in den Alltag unserer Bildungseinrichtungen transportiert.
4. Wo immer du als Eltern, Verantwortliche:r, Erzieher:in oder Lehrkraft die Chance hast, Kindern und Jugendlichen Bewegung im Alltag zu ermöglichen, förderst du die natürliche Entwicklung von jungen Menschen, trägst zu einer besseren kognitiven Leistungsfähigkeit und letztlich zu ihrer langfristigen Gesundheit bei.

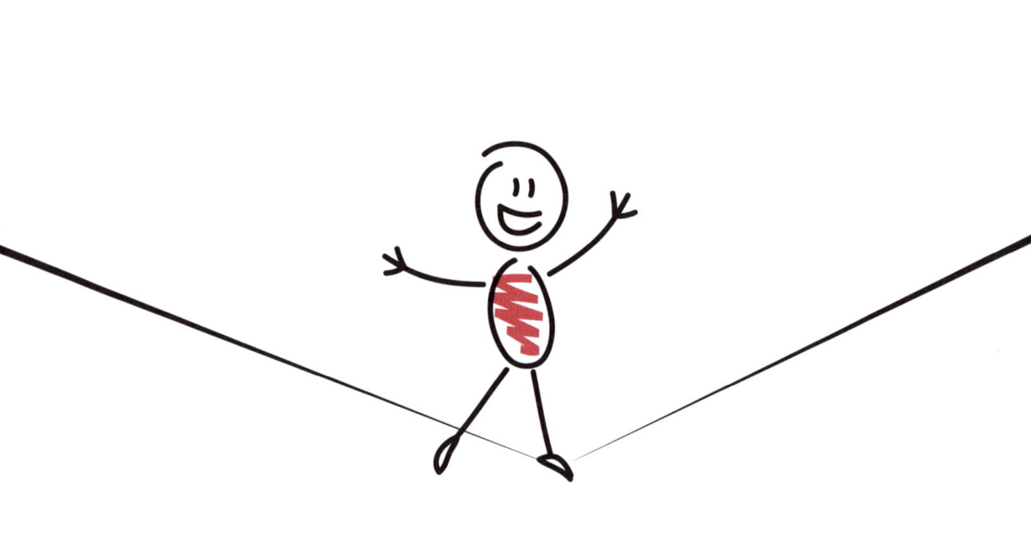

3

BEWEGUNGSFREIHEIT

„Deine Energie bestimmt die Qualität deines Lebens, deine Gesundheit das Maß an Freiheit."

Im März 2004 warnte der Vorsitzende der obersten US-Gesundheitsbehörde Richard Carmona, dass die erste Generation heranwachse, die weniger gesund sein und eine geringere Lebenserwartung haben würde als ihre Eltern (Staropoli, 2015). Dies hänge mit der zunehmenden Fettleibigkeit, ungesunden Essgewohnheiten und einer grassierenden körperlichen Inaktivität im Kindesalter zusammen. Die Empfehlungen von wöchentlich 150 Minuten körperlicher Aktivität für Erwachsene werden von 27,5 % der Weltbevölkerung nicht erreicht. Dabei ist ihr Anteil in einkommensstärkeren Ländern sogar doppelt so hoch (36,8 %) wie in einkommensschwächeren (16,2 %). Deutschland steht noch schlechter da! Hier sind es 44 % der Frauen und 40 % der Männer, die sich im Erwachsenenalter zu wenig bewegen. Wer nun glaubt, dass die Jugend aktiver ist, legt falsche Hoffnung auf den Nachwuchs. Bei den 11- bis 17-Jährigen liegt der Anteil unter den Jungen bei 80 %, bei den Mädchen gar bei 88 % (Huber & Shilton, 2016; World Health Organization, 2020). Das ist eine Katastrophe und hat durch die Pandemiejahre noch an Ausmaß gewonnen. Es muss sich etwas ändern.

Es mag für Menschen eine zusätzliche Herausforderung sein, wenn sie nach einem langen, anspruchsvollen und leider unbewegten Tag daran denken, dass sie sich jetzt eigentlich noch bewegen müssten, um wenigstens etwas Ausgleich zu schaffen. Leider ist das die falsche Betrachtung von Bewegung und keine gute Strategie, wie im Folgenden noch erklärt wird.

Wer nach einem langen Tag müde und kaputt ist, Hunger und möglicherweise Kopfschmerzen hat, dürfte naturgemäß ein niedriges Verlangen nach Bewegung spüren. Wer Bewegungsformen wählt, die verschleißend sind, wenig Freude bereiten und möglichweise mit viel Aufwand verbunden sind, fühlt sich im Allgemeinen nicht sonderlich davon angezogen. Bewegungsfreiheit wird uns aber spätestens dann zu einem Begriff, wenn wir lange Zeit, beispielsweise auf einem Langstreckenflug auf einem Mittelsitz in einer engen Sitzreihe mit stabilen Sitznachbarn, im Sitzen verbringen. Plötzlich wird Bewegung zu einem Bedürfnis. Das zeigt, dass die Einstellung zu Bewegung eine Frage des Ausgangspunkts, des Bewusstseins und des Betrachtungswinkels ist.

Bewegungsfreiheit bedeutet, mit einem längeren Erwartungshorizont mobil, selbstbestimmt und frei zu bleiben, ohne auf die Hilfe einer anderen Person angewiesen zu sein und mit dem Bewusstsein die Fähigkeit zu besitzen, den Alltag bewegt zu gestalten. Orte, Reisen und Erlebnisse zu genießen, die – ohne die Fähigkeit, sich zu bewegen – keine Rolle mehr im Leben spielen würden.

Der persönliche Beitrag für das Fundament der Bewegungsfreiheit ist eine Frage des täglichen Engagements. Weder Medikamente noch kurzfristige Therapieansätze gleichen aus, was über Jahre oder gar Jahrzehnte vernachlässigt wurde. Voraussetzung ist, dass Menschen nicht verdrängen, was unweigerlich kommen wird, dass sie ehrlich zu sich selbst und dann bereit sind, etwas zu verändern. Bewegung ist eben viel mehr, als einen gestählten Körper oder dicke Oberarme zu haben beziehungsweise schwere Gewichte zu heben, möglichst schnell oder möglichst lange mit hohem Tempo rennen zu können.

Bewegung ist der persönliche und im Grunde einfache Beitrag zur Gesundheit, den wir alle leisten können. Darüber hinaus profitieren wir mit mehr Lebensqualität, Selbstbewusstsein, körperlicher sowie geistiger Leistungsfähigkeit.
Mit diesen Schritten kann ein aktiver Lebensstil gelingen:
Verständnis entwickeln: Bewegung ist Selbstwertschätzung und damit ein liebevoller Umgang mit sich selbst.
Routinen anlegen: Bewegungsgewohnheiten brauchen zunächst ein Netzwerk im Gehirn. Es geht darum, der Mensch zu werden, bei dem Bewegung ein täglicher Begleiter ist. Hier können Visua-

lisierungen ebenso helfen wie die Entwicklung konkreter Bewegungsräume (morgens nach dem Aufstehen, zwischendurch auf der Arbeit, abends begleitend zum Unterhaltensprogramm oder vor einer gezielten Erholung usw.). Alle Aktivitäten werden dann Teil eines mentalen Programms, das ein Mensch anlegt.

Mentale Grenzen ablegen: Um mehr Bewegung zu leben, sollten hinderliche Glaubenssätze (z. B. „Ich habe keine Zeit“, „Bei mir wirkt das eh nicht“ oder „Das ist doch nur anstrengend und frustrierend“) überwunden werden. Stattdessen ist die Basis für neue Bewegungsgewohnheiten und Verhaltensweisen anzutrainieren. Es entsteht ein Momentum und der Mensch entwickelt die „mentalen Fähigkeiten“ eines aktiven Lebensstils.

Freude erleben: Jetzt heißt es aktiv zu werden, die positiven Bewegungserfahrungen zu erleben und zu konservieren. Dies gelingt, indem gerade zu Beginn neuer Aktivitäten das Prinzip „Unterforderung“ eingehalten wird. Planung/Erwartung und Erlebtes/Empfundenes passen zusammen und so werden die neuronalen Netzwerke im Gehirn zu regelrechten Datenautobahnen ausgebaut. Dies unterstützt die nachhaltige Entwicklung gesunder Bewegungsgewohnheiten ungemein.

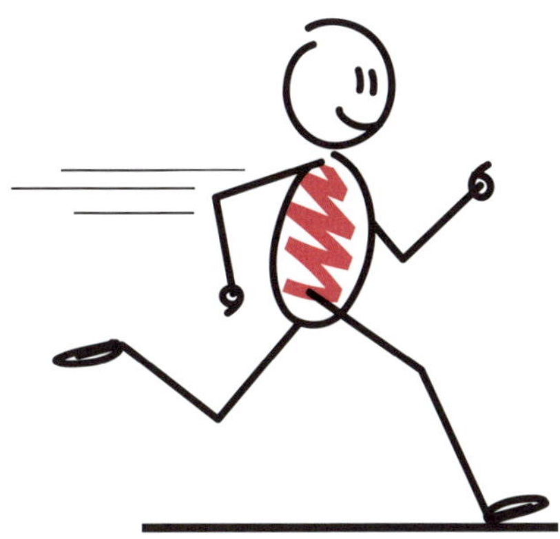

Kurz zusammengefasst

1. Tägliche Bewegung ist keine zusätzliche Belastung, es ist eine Wertschätzung für einen selbst.
2. Wer mit der Erwartung langfristiger Selbstbestimmtheit und Freiheit lebt, der findet in regelmäßiger täglicher Bewegung einen der wichtigsten Verbündeten für die eigenen Lebensziele.
3. Sich im Alltag ausreichend zu bewegen, bedeutet, selbst aktiv mit einer mittel- und langfristigen Perspektive die Gesundheit zu schützen und unmittelbar mit einer höheren Energie im Alltag ausgestattet zu sein.

4
NEU AUFSTELLEN

„Sitzen ist wie Chips zu essen. Wir tun es selten in Maßen!“

Bewegungsmangel und ein überwiegend immobiler Alltag sind zur Epidemie der modernen Gesellschaft geworden. Heute ist zu beobachten, dass immer mehr Menschen dem Dauersitzen ihre Gesundheit opfern und dauerhaft an den Folgen ihres Bewegungsmangels leiden werden, denn die ständige Immobilität ist Nährboden für diverse Zivilisationskrankheiten.

Verschiedene Studien belegen, dass Bewegungsmangel unter den Top 5 der vermeidbaren Todesursachen rangiert (Huber & Shilton, 2016; I.-M. Lee et al., 2012; Pawlik, 2021; World Health Organization, 2018, 2020, 2022a, 2022b) – kein Wunder, wenn eine Sitzdauer von einer Stunde statistisch 22 Minuten Lebenszeit fordert. Bei durchschnittlich 9–13 Stunden kommt da allein pro Tag eine Reduktion von gut drei bis fast fünf Stunden zusammen, das ist ungefähr ein Fünftel unseres Tages beziehungsweise der Lebenszeit! Das klingt unwirklich und erschreckend zugleich, oder?

Aber das Sitzen kostet viel Lebensqualität, denn es führt nicht einfach dazu, dass wir irgendwann und vermutlich viel zu früh umkippen und weg sind, sondern fördert Verspannungen und Schmerzen im Bewegungsapprat, reduziert die (fluide) Intelligenz, behindert diverse Organe in ihrer natürlichen Funktion, stört den (Fett-)Stoffwechsel empfindlich, erhöht den Blutdruck und provoziert Ablagerungen in den Gefäßen. Außerdem hat das Sitzen auf die meisten unserer Zivilisationskrankheiten, sogar auf Krebs oder Demenz, einen erheblichen negativen Einfluss.

Höchste Zeit also etwas zu bewegen und dieses verharmloste und gesellschaftsfähige Aussitzen im Alltag zu reduzieren. Denn darin sind sich Forscherteams einig, es reicht eben nicht, Sport zu treiben, selbst wenn dies täglich geschieht, wenn der restliche Tag von Inaktivität und Sitzen geprägt ist!

Nur Aktivitäten im Alltag können aufwiegen, was durch das Sitzen an Belastungen entsteht. Ganz so, wie wir es von der durch Nahrungsaufnahme veränderten Mundhygiene kennen, die wir nur durch tägliches mehrfaches Zähneputzen wiederherstellen können. Das hätte wenig Aussicht auf Erfolg, wenn wir es nur ein- oder zweimal pro Woche machen würden, selbst wenn wir dann 30 Minuten oder sogar mehr Zeit am Stück investieren würden.

Leider lässt sich die Mentalität für Aktivierungen im Alltag heute noch viel zu selten in den Büros von Unternehmen oder in medizinischen Praxen finden. Damit bleibt die Aussicht auf ein systematisches Umdenken vorerst dem Engagement einzelner Arbeitgeber:innen sowie der Initiative vorausschauender Menschen vorbehalten.

Neben gezielten Aktivierungen, wie sie beispielsweise mit der 3×3-Formel® auch im Berufsalltag stattfinden können, profitieren Menschen von nahezu jeder Form der Bewegung im Alltag. Telefonate im Stehen, Meetings im Gehen, Spaziergänge in der Mittagspause, Besuche im Nachbarbüro, Gänge zum Kopierer oder in die Teeküche sind neben jeder Treppe willkommene Abwechslungen zum Sitzen.

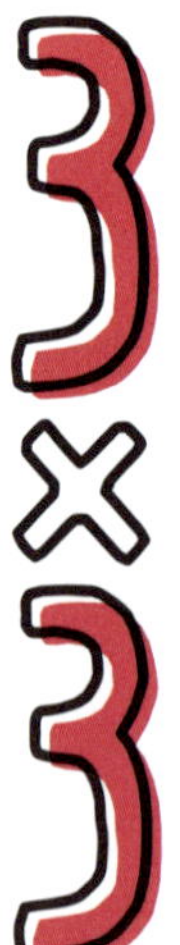

3×3-Formel®

Die von mir entwickelte 3×3-Formel® besagt, dass mit täglich 3 gezielten Unterbrechungen von 3 Minuten Dauer im Arbeitsalltag ein wichtiger Impuls für das eigene Energielevel und die Gesundheit gesetzt werden kann. Inhalte dieser Impulse können sowohl körperliche, geistige als auch seelische Schwerpunkte haben und damit einerseits aktivierend und andererseits entspannend wirken. Die 3 Minuten wirken im Prinzip wie das Zähneputzen, indem möglichen Krankmachern entgegengewirkt wird.

Bist du der Meinung, dass 3 Minuten Zähneputzen wirkungslos oder für die langfristige Lebensqualität ohne Bedeutung sind?

Natürlich nicht! Dann bitte ich dich, die gleichen Routinen auf den Bereich Bewegung und Entspannung anzuwenden und dich dieser enorm wirkungsvollen und gleichzeitig praktischen Lösung im Alltag zu bedienen. Deshalb wird der 3×3-Formel® noch ein – passend zum Buchschwerpunkt – separates Kapitel mit konkreten Handlungsanweisungen für kurze körperliche Aktivierungen gewidmet (s. S. 17).

Kurz zusammengefasst ☑

1. Trotz Sport ist Bewegung **im** Alltag mit Abstand das Wichtigste, um Belastungen durch Sitzen abzumindern oder auszugleichen.
2. Gezielte Unterbrechungen des Dauersitzens sorgen dafür, dass kritische Belastungsgrenzen nicht überschritten werden. Mit Konzepten wie der 3×3-Formel® kann systematisch, einfach und wirkungsvoll Ausgleich geschaffen werden.
3. Jede Chance auf Bewegung im Alltag sollte gerne wahrgenommen werden. Wer sagt, dass Meetings und Gespräche nicht im Gehen und Stehen stattfinden können? Die Mittagspause kann für einen Spaziergang genutzt werden und Treppensteigen ist eine Wertschätzung für einen gesunden Körper.

Die 3×3-Formel®

5
BEWEGUNG – MEDIZIN UND ENERGIEQUELLE

„Bewegung wirkt genauso zuverlässig wie Immobilität. Jetzt entscheidest du nur noch, welches Ergebnis du haben möchtest.“

Bewegung wirkt wie eine Medizin, die unbedarfter in ihrer Dosis eingesetzt werden darf als ein Medikament, denn Bewegung liefert ausschließlich großartige Nebenwirkungen. Es gibt kaum eine Krankheit, bei der Bewegung nicht sinnvoll ist. So wird in den meisten Therapien inzwischen auch auf Bewegung als Beitrag zur Genesung gesetzt.

Die Bereitschaft, sich zu bewegen, teilt nicht jeder Mensch mit gleicher Freude. Gefühlt fehlt es einem Großteil der Menschen heute an Zeit. Noch in der Jugend waren viele aktiv, haben ihre Bewegungsaktivitäten dann im Laufe ihres Lebens kontinuierlich zurückgefahren, bis sie sie irgendwann weitestgehend auf Eis legten.

Die Jungen kommen teilweise gar nicht mehr ausreichend mit Bewegung in Berührung und begehen damit einen verhängnisvollen Fehler für sich selbst und die Gesellschaft. Denn bereits in jungen Jahren kann das Fundament für Zivilisationskrankheiten gelegt werden, an denen vor einigen Jahren noch kaum ein Kind oder Jugendlicher litt – Stichwort: Diabetes mellitus Typ 2 (Pawlik, 2021). In deiner Rolle als Vorbild für die junge Generation appelliere ich daher an dich. Ich lade dich und Menschen, die du gut kennst und die dir wichtig sind, ein zu erleben, dass es nie eine Frage der Zeit ist, ausreichend in Bewegung zu sein. Mit wirkungsvollen Systemen, Regelmäßigkeit und Abwechslung erreichst du mit einem zeitlichen Umfang von täglich wenigen Minuten bereits wunderbare Ergebnisse.

Aus der umfangreichen Forschung zu diesem Thema, der praktischen Entwicklung und dem interdisziplinären Austausch mit anderen Expert:innen konnte ich vier wesentliche Bausteine herauskristallisieren. Sie sind Quellen für unsere Energie und Gesundheit. Es sind Ernährung, Gedanken, Regeneration (besonders Schlaf) und Bewegung. Hier konzentrieren wir uns auf Bewegung. Dabei berücksichtigen wir gezielte Unterbrechungen im Sinne von Aktivierungen über den Tag nach dem Prinzip der 3×3-Formel®, den morgendlichen Bewegungsstart in den Tag, namentlich Powerstarter, und gelegentlich umfangreichere Bewegungseinheiten als sogenannte Bewegungsevents. Diese drei Bausteine sind der Kern meines gesundheitsorientierten Bewegungsverständnisses.

Kurz zusammengefasst ✓

1. Bewegung dient der Gesundheitsstärkung und unterstützt die Genesung bei zahlreichen Erkrankungen.
2. Alltagstaugliche Bewegungsimpulse umfassen den Powerstarter am Morgen, Aktivierungen über den Tag verteilt und Bewegungsevents.
3. Eine Umkehr von einem bewegungsarmen und immobilen Alltag hin zu einem bewegten Leben kann dazu beitragen, dass handfeste körperliche und mentale Gesundheitseinschränkungen vollständig rückgängig gemacht, mindestens jedoch deutlich gelindert werden können. Der große Vorteil besteht dabei in der eigenen Handlungsfähigkeit.

6
BEWEGUNG IM ALLTAG MIT DER 3×3-FORMEL®

„Die Büros von heute sind die Sportstudios von morgen."

Die wissenschaftliche Forschung hat in den vergangenen Jahrzehnten einen wichtigen Beitrag zur Aufklärung und Wissensverdichtung rund um den Bewegungsmangel geleistet. Gesundheitsorganisationen und Fachkreise warnen vor den gravierenden Folgen der Immobilität für die Gesundheit. Allerdings tut Bewegungsmangel eine ganze Zeit lang nicht oder nur kaum weh. Die schleichenden Einschränkungen werden von vielen Menschen oft falsch verstanden. Häufig wird mit falscher Schonung reagiert oder auf Strategien zurückgegriffen, die der Gesundheit mehr schaden als nützen. Dazu zählen bei Rückenschmerzen Immobilisation oder bei Müdigkeit beispielsweise zuckerhaltige Snacks oder ständiger Koffeinkonsum. Dieser Lebenswandel und der enorme Umfang an Sitzzeit dominieren inzwischen Arbeit und Freizeit. Einige versuchen, mit täglichem Sport Ausgleich zu schaffen, und leisten damit schon ein beachtliches Pensum. Aber auch sie haben das Nachsehen, wenn nicht im Alltag selbst Unterbrechungen vom Sitzen und Bewegungsaktivierungen stattfinden. Ohne den tagesbegleitenden Ausgleich zum Sitzen können selbst umfangreiche Sporteinheiten die Gesundheit nicht ausreichend schützen. In meinen Vorträgen und Seminaren erlebe ich, dass dies den wenigsten Menschen bewusst zu sein scheint.

Statt jetzt das Sitzfahrrad oder das Laufband an den Schreibtisch zu montieren, können neben all den Bewegungsoptionen im Alltag (Treppe statt Lift, Telefonieren beim Gehen, Meeting im Stehen, u.v.m.) gezielte Aktivierungen einen wichtigen und vor allem leistbaren Ausgleich darstellen. Mein Favorit hierfür ist die 3×3-Formel®. In ihr wird 3-mal am

Tag für 3 Minuten auf kurze Impulse zurückgegriffen, die durch ausgewählte und abgestimmte Übungen Belastungen in den neuralgischen Bereichen reduzieren. Also 9 Minuten, die das Leben nachhaltig positiv verändern können. Die Besonderheit des Konzepts ist, dass es überall durchführbar, einfach und wirkungsvoll ist. Außerdem verbindet es Menschen und macht Spaß – gute Voraussetzungen also, um am Ball zu bleiben. Abwechslungsreiche Übungsangebote sorgen zudem dafür, dass es immer neue Reize gibt, auf die der Körper ohne ständige Steigerung von Dauer oder Intensität mit einem Aufbau reagiert. Mittels App ist das 3×3-Konzept® ein Tool für die Hosentasche und kann damit den Anspruch an eine nachhaltige und einfache Umsetzung im Alltag erfüllen. Ein besonderer Mehrwert der kurzen Aktivierungen besteht darin, dass sie erfrischend wirken und sofort zu einer Steigerung des Wohlbefindens und sogar der Produktivität beitragen. Damit wird in der Wahrnehmung der Faktor Gesundheit zu einem positiven Nebeneffekt, der sich ganz automatisch mittel- und langfristig einstellt. Vorrangig ist das Gefühl, direkt mehr Energie zu haben, und das ist für jeden Menschen ein zentrales Anliegen.

> Tägliches Zähneputzen – ein Beispiel für die bedeutende Rolle kurzer Aktivierungen und Unterbrechungen im Alltag

Jeder von uns versteht, dass die schützende Wirkung des Zähneputzens regelmäßige tägliche Mundhygiene voraussetzt. Es sind immer nur ein paar Minuten, die allerdings mindestens zweimal, besser sogar dreimal am Tag stattfinden. Es sind der Ausgleich der durch die Nahrungsaufnahme ausgelösten Dysbalance und die Reduktion schädigender Bakterien, die die Zahngesundheit erhalten. Auch entsteht nach dem Zähneputzen ein Wohlgefühl durch den frischen Atem.

Würde ein Mensch versuchen, das Zähneputzen auf ein- oder zweimal pro Woche zu begrenzen und dafür die gleiche Dauer (also 21 oder 42 Minuten) am Stück aufwenden, dann würde nicht nur der schützende Effekt im Alltag verschwinden, möglicherweise würden das lange Scheuern und Schrubben den Zahnschmelz und das

Zahnfleisch sogar schädigen. Damit wäre der gegenteilige Effekt eingetreten. Für die meisten Menschen sind die täglichen mehrfachen Reinigungen in Bezug auf das Zähneputzen selbstverständlich und so findet die notwendige Mundhygiene mehrmals täglich statt. Ausgerechnet beim Thema Bewegung im Alltag endet aber das Verständnis vieler Menschen. Ein oder zwei Sporteinheiten pro Woche sollen ausgleichen, was in durchschnittlich 63 bis 91 Stunden Sitzen pro Woche an Schäden entsteht? Das kann unmöglich funktionieren! Auch hier gilt: Wer die Woche über vorwiegend sitzt und dann am Wochenende beim Freizeitkick mit Freunden oder im Fitnessstudio Vollgas gibt, schadet sich unter Umständen mehr, als er oder sie sich und der Gesundheit Gutes tut.

Im Alltag geht es für jeden darum, rechtzeitig Ausgleich für Belastungen zu schaffen, bevor kritische Belastungsgrenzen überschritten werden. Selbst bei exzellentem Training und einer hohen körperlichen Leistungsfähigkeit wird ohne den unmittelbaren Ausgleich des Sitzens im Alltag der Bewegungsapparat überlastet. Wir sprechen hier von Topathlet:innen und nicht von bequemen Couchpotatos. Auch diese Menschen büßen Leistungsfähigkeit ein, verschleißen oder können sich ineffizienter bewegen. Wer es allerdings schafft, Bewegungsreize in den Alltag zu integrieren, erreicht – ähnlich wie beim Zähneputzen – schon mit geringem zeitlichem Aufwand großartige Ergebnisse. Das liegt daran, dass diese rechtzeitig erfolgen, bevor Belastungen gesundheitskritisch werden.

Das 3×3-Konzept® stellt die Anleitung der Übungsinhalte im Videoformat bereit. Dadurch können spezifische Übungsdauern und die korrekte Durchführung zuverlässig erfolgen. Motivation und korrekte Ausführung spielen eine wichtige Rolle. Nur wenige Inhalte werden über Audio oder Grafik vermittelt, wenn es z. B. darauf ankommt, einen Impuls an einem ruhigen Ort durchzuführen oder bewusst eine Bildschirmpause für die Augen zu haben. Durch meine Arbeit als Coach weiß ich, welch positiven Einfluss das Konzept auf die Lebensqualität von Menschen hat. Einige beispielhafte Impulse in diesem Format stelle ich dir zur Verfügung. Sie folgen dem für das Konzept zentralen ganzheitlichen Ansatz (Körper, Geist und Seele), wurden aber so ausgewählt, dass alle in Bewegung stattfinden. Du kannst sofort starten.

6.1 BEWEGUNGSIMPULS 1: SKIFAHRER

- **Bereich:** Körper
- **Ziel:** Aktivierung des Stoffwechsels und Kräftigung von Bein- und Gesäßmuskeln

ANLEITUNG

- **Ausgangsstellung** ist ein hüftbreiter Stand. Die Fersen stehen fest am Boden. Die Knie zeigen in Richtung der Fußspitzen. Die Arme hängen entspannt neben dem Körper. Der Oberkörper ist aufgerichtet.
- **Phase 1:** Beginne mit lockeren Wippbewegungen aus den Oberschenkeln heraus. Der Po schiebt nach hinten, sodass der Oberkörper leicht vorgeneigt werden kann. Eine „stolze Brust“ sorgt automatisch für einen gestreckten Rücken. Das erste Wippen erwärmt die Muskeln.
- In einer kurzen Unterbrechung aufrichten und kurz im Zehenstand wippend auslockern.
- **Phase 2:** Wähle eine tiefere Kniebeuge, das schnelle Auf- und Abwippen könnte eine Buckelpiste imitieren. Ferse bleibt fest auf dem Boden, Po schiebt nach hinten, Rücken gestreckt, wenn auch leicht vorgeneigt.
- Kurzes Verschnaufen beim Auslockern im Zehenstand.
- **Phase 3:** Wähle eine der persönlichen Intensität angepasste Beugeposition. Anfänglich wird wieder schnell gewippt und zum Ende werden Kniebeugen in größerem Bewegungsausmaß durchgeführt.
- Abschließend noch einmal auslockern.
- In Phase 2 und 3 kann ergänzend mit den Armen eine sanfte Stärkung der oberen Rücken- und Nackenmuskeln bei gleichzeitiger Dehnung der Brustmuskeln erreicht werden. Dafür werden die Arme seitlich vom Rumpf mit dem Handrücken nach hinten gezogen und dort statisch gehalten (s. Abbildung S. 21). Es entsteht ein Dehnungsreiz auf der Vorderseite bei gleichzeitiger Kräftigung der Oberkörperrückseite.

6.2 BEWEGUNGSIMPULS 2: HIRNERGY®

- **Bereich:** Geist – HIrnergy® (ausgesprochen „Hirnergie“ für high energy), in Anlehnung an die Forschung von John Grinder
- **Ziel:** Verbesserung der Konzentration und des Fokus sowie Auflösung anstrengender Denkmuster aus dem vorherigen Arbeitsprozess

Für HIrnergy® gibt es zahlreiche Varianten mit verschiedenen Schwierigkeitsgraden und unterschiedlichsten Aktivierungsformen. Die teilweise koordinativen Aufgaben und deren alltagsuntypischen Handlungen sind neuartige Stimulationen für das Gehirn und können vorherige psychische Alltagsbelastungen ausblenden (Fokus auf die Aufgabe des Moments). Die gewählte Variante ist einfach.

ANLEITUNG

- Die Zahlen werden laut ausgesprochen. Die Buchstaben an den Zahlen stehen für Bewegungen, die parallel zur ausgesprochenen Zahl ausgeführt werden.

  R = Strecken des rechten Arms zur Decke
  L = Strecken des linken Arms zur Decke
  B = Strecken beider Arme zur Decke

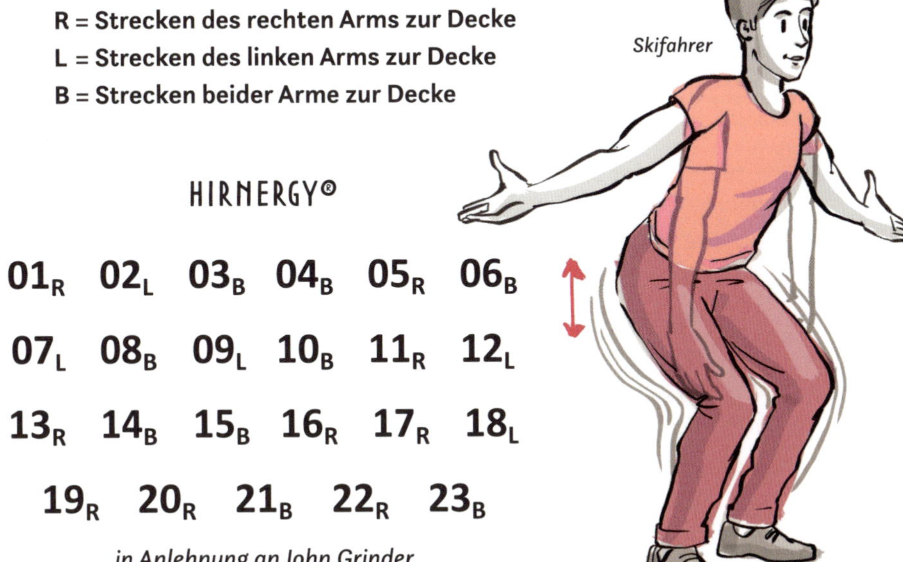

in Anlehnung an John Grinder

- In einer zweiten (anspruchsvolleren) Variante werden kreuzweise koordinative Bewegungen durchgeführt, die verstärkt beide Hirnhälften aktivieren können. Die grundsätzliche Durchführung bleibt, während die Bewegungen wie folgt angepasst werden:
  R = Strecken des rechten Arms zur Decke und Heben des linken Knies zur Brust
  L = Strecken des linken Arms zur Decke und Heben des rechten Knies zur Brust
  B = Strecken beider Arme zur Decke und entweder Kniebeuge oder kleiner Strecksprung

6.3 BEWEGUNGSIMPULS 3: SIEGERPOSE

- **Bereich:** Seele
- **Ziel:** emotionaler Ausgleich, kurze Verschnaufpause mit Fokus auf Verstärkung positiver Gefühle

Der Bereich Seele ist mit sehr vielfältigen und typspezifischen Inhalten bestückt, um individuellen Vorlieben gerecht zu werden. Von Atemübungen über Körperposen mit emotional-biochemischer Wirkung bis hin zu Triggerstimulationen (kinästhetisch), Gedankenreisen und vielem mehr (audiovisuell).

ANLEITUNG

- **Ausgangsstellung** ist ein hüftbreiter Stand. Die Arme hängen entspannt neben dem Körper. Der Oberkörper ist aufgerichtet. Begonnen wird mit ein paar tiefen Atemzügen. Idealerweise werden dabei die Augen geschlossen und bleiben während der Übung zu.
- **Phase 1:** Übergang zu einer gleichmäßigen Atmung nach persönlichen Vorlieben. Beobachtung des Atems und sukzessive Entspannung des Körpers mit jeder Ausatmung (Schultern sinken, Stirn wird glatt, Hände ganz weich usw.).
- **Phase 2:** Am Ende jedes gleichmäßigen individuellen Atemzugs erfolgt jetzt eine Atempause von ca. 1 Sekunde, bevor automatisch

wieder eingeatmet wird. Diese Phase kann für 60 Sekunden bzw. 15 ruhige gleichmäßige Atemzüge durchgeführt werden.

- **Phase 3:** Rückkehr zur gleichmäßigen Atmung. Vorstellung einer Situation, die einen mit besonderer Freude oder Stolz beseelt: ein Moment mit der Familie, den Eltern oder Kindern, ein Moment mit Freunden, eine berufliche Errungenschaft oder einfach nur ein schöner Ort. Dieser Moment wird vor dem inneren Auge erneut erlebt.
- **Phase 4:** Im Erleben des besonderen Moments werden die Arme in die Siegerpose Richtung Decke/Himmel gestreckt. Die Hände zu Fäusten geballt. Die positiven Emotionen werden aufgesogen. Die Pose wird für ca. 45–60 Sekunden gehalten. Ausklang mit 3–4 tiefen Atemzügen. Konservierung des positiven Moments und Mitnahme ins Hier und Jetzt. Dann Augen öffnen.

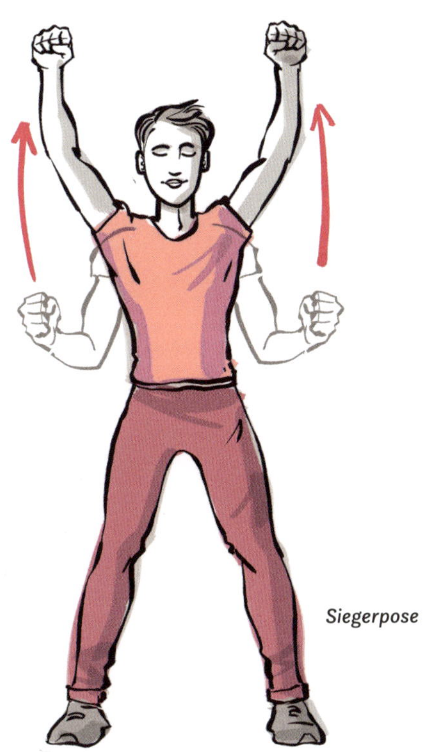

Siegerpose

Kurz zusammengefasst ✓

1. Gerade wenn du viel im Alltag sitzt, ergreife jede Gelegenheit für Bewegung. Dies wird dich erfrischen und den wichtigen Ausgleich für die ungesunde Körperhaltung schaffen.
2. Bewegung muss ein zentraler Bestandteil des Alltags sein, da sonst eine enorme Belastung für die Gesundheit entsteht. Bereits unmittelbar mit dem Sitzen nehmen Wohlbefinden und Leistungsfähigkeit ab, Verspannungen und Schmerzen sind zwangsläufig die Konsequenz. Mit Konzepten wie der 3×3-Formel® kann der wichtige Ausgleich direkt im Alltag stattfinden – einfach, wirkungsvoll und mit Spaß.
3. Bewegte Pausen können in jeder Form stattfinden: ein Meeting stehend oder gehend abhalten, im Videocall mit dem Team Kniebeugen machen, Besprechung im Nachbarbüro persönlich erledigen oder die Mittagspause für einen Spaziergang nutzen usw.

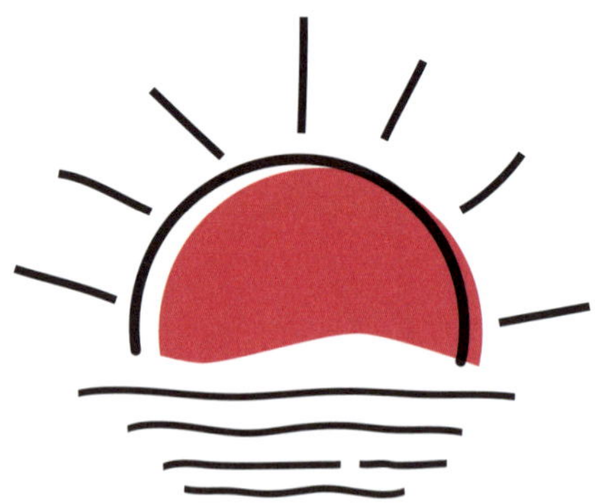

7
BEWEGTER START

„Ein Morgen mit 10 Minuten Bewegung bereichert durch ein Plus an Energie den ganzen Tag. Das ist, wie vor dem Startschuss eines Wettrennens mit Vorsprung starten zu dürfen.“

Es gibt Tage, da fällt das Aufstehen schwerer, insbesondere wenn die Nacht kurz oder unruhig war, es draußen noch dunkel oder kalt ist. Allein der Kopf entscheidet, ob aufgestanden oder bis zur letzten Sekunde liegengeblieben wird. Mit Erholung hat das Hinauszögern nichts zu tun. Im Gegenteil, es fehlt am Ende wichtige Zeit zum entspannten Fertigmachen und der Stress im Hinblick auf die ersten Termine scheint vorprogrammiert.

Allerdings kommt dem Morgen eine zentrale Bedeutung zu. Mit kleinen Vorgehensweisen kannst du bereits deine Stimmung positiv beeinflussen. Dazu zählen z. B. Dankbarkeit und Tagesfokus: Selbstaffirmationen oder einfache Überlegungen, wofür du dankbar bist, können innerhalb von Sekunden ihre Wirkung entfalten. Der Tagesfokus bezieht sich auf die eine, am besten einzige Sache, die deinen Tag erfolgreich macht.

Kommen wir also jetzt zur Bewegung zum Tagesstart. Gerne spreche ich davon, morgens den Motor hochzufahren. Innerhalb von 10 Minuten kannst du deinen Kreislauf anregen, dein Hormonsystem und deinen Stoffwechsel ankurbeln. Diese Einheit bezeichne ich als Powerstarter.

In der Gestaltung ist es dir überlassen, persönliche Schwerpunkte zu setzen. Du kannst einen Fokus auf Dehnungen legen oder konditionelle bzw. kräftigende Übungen in den Mittelpunkt stellen. Fakt ist, dass das Vorgehen des Powerstartens immer eine Frage der Priorität, nie von Zeit- oder Energiemangel ist. Selbst wenn du Kinder hast, kannst du ein paar Minuten vor ihrem Aufstehen aktiv werden oder sie mit einbeziehen, damit sie diese wertvolle Strategie direkt für ihr Leben kennenlernen.

Ich persönlich greife auf ein spezielles Reaktivkrafttraining mit den sogenannten FOX-Hanteln zurück, weil ich mit ihnen in kurzer Zeit ein vollständiges Training absolvieren kann, für das andere Menschen oft erst in ein Studio fahren und meist deutlich mehr Zeit investieren. Falls du mehr darüber erfahren möchtest, lies den folgenden Exkurs.

> Exkurs – Training mit FOX-Hanteln

Die FOX-Hanteln sind Teil meines Konzepts in der FOX-Akademie und haben ihre Besonderheit in der Art der Zusammensetzung des Granulats, der Übungsgestaltung und der damit verbundenen Wirksamkeit. Meine Untersuchungen belegen den enormen Wirkungsgrad, bei dem eine 10-minütige Einheit ein vollständiges und umfangreiches Training ersetzt. Außerdem kann ich sie zu meinen Auftritten mitnehmen und bin damit zeitlich wie räumlich flexibel. Die tiefenwirksamen Muskelanspannungen des Trainings wirken meinen sitzenden Tätigkeiten entgegen und sind von entscheidender Bedeutung für einen gesunden Rücken und starken Rumpf. Da viele Muskeln bei dieser Art des FOX-Trainings gleichzeitig und in einer hohen Frequenz aktiviert werden, können innerhalb von 10 Minuten ohne Weiteres 300.000 Muskelanspannungen erzeugt werden. Die spezielle Körnung des Granulats schützt dabei die Gelenke und rundet das wirkungsvolle Training in gesundheitlicher Hinsicht eindrucksvoll ab. Gerne zeige ich dir etwas mehr zum FOX-System.

Die FOX-Hantel

Natürlich kannst du deine morgendliche Aktivierungsroutine nach deinen Vorstellungen gestalten. Wichtig ist mir hervorzuheben, dass es eben keine umfangreichen Einheiten sein müssen, um zum einen eine sportliche Wirkung zu entfalten und zum anderen einen grundsätzlichen Effekt aus einer kurzen morgendlichen Bewegungsroutine zu erhalten. Du kannst genauso gut morgens eine Runde an der frischen Luft spazieren gehen, ein paar Yogaübungen machen oder ein kleines Mattenworkout absolvieren. Mach dir bewusst, dass diese Einheit an Ort und Stelle stattfinden kann – ob im Bad die Kniebeugen, neben dem Bett das Strecken und Einrollen der Wirbelsäule, an der Kaffeemaschine die kleinen Läufe auf der Stelle, der Unterarmstütz im Wohnzimmer oder die Liegestütze am Küchentisch beim Zeitunglesen. Es ist immer einfach, etwas zu tun. Natürlich sind die Übungen korrekt zu machen und am besten an die eigenen Ziele und Bedürfnisse anzupassen, um optimal zu profitieren. Es gibt viele kleine Momente, in denen Menschen ihre „Wartezeit" mit Bewegung füllen können, statt paralysiert auf das Smartphone zu schauen – z. B., wenn die Kaffeemaschine den Kaffee zubereitet, die Telefonkonferenz noch nicht gestartet oder die Bahn noch nicht vorgefahren ist.

Speziell die Morgenroutine ist wie die Vorbereitung eines Athleten oder einer Athletin unmittelbar vor dem Wettkampf. Eben eine Art der „Erwärmung" für deine Disziplinen und Herausforderungen des Alltags.

Stell dir einfach vor, du würdest deinen Startblock für das Tagesrennen noch vor dem offiziellen Startschuss unter den Arm klemmen und einige hundert Meter in deiner Bahn vorgehen. Dort stellst du deinen Startblock wieder auf und wartest auf den Startschuss. Ein enormer Wettbewerbsvorteil, oder? So ist, bildlich gesprochen, der gewonnene Vorsprung an Energie aus dem Powerstarter ein Plus, das dir den Tag über erhalten bleibt und dir in der Folge ermöglicht, die erste Tageshälfte wesentlich produktiver zu gestalten. Später greifst du dann auf die 3×3-Formel® zurück oder baust kleinere Aktivierungen zwischendurch ein, um am Ende des Tages mit einer hohen Energie in die Freizeit oder manchmal auch auf die Extrameile für die Arbeit zu gehen.

Kurz zusammengefasst

1. Ein Morgen ohne kurze Bewegungseinheit (Powerstarter) ist wie ein Sportwettbewerb ohne vorherige Erwärmung, sprich: ein echtes Risiko oder eine vertane Chance.
2. Deine Morgenroutine ist eine Wertschätzung für dich. Du nimmst dir als Erstes Zeit für dich.
3. Eine sportlich ausgerichtete 10-minütige Bewegungseinheit nimmt dir den Druck, noch am Ende des Tages Sport treiben zu müssen, wenn deine Akkus möglicherweise durch die Herausforderungen des Alltags leer sind.
4. Ein smartes Vorgehen und ein clever gestaltetes Bewegungskonzept für den Powerstarter ersetzen umfangreiche Trainingseinheiten, ohne dafür irgendwo hinfahren oder sich an bestimmte zeitliche Vorgaben halten zu müssen. (Ich persönlich setze auf die FOX-Hanteln in Kombination mit den Trainings der FOX-Akademie.)
5. Das gewonnene Plus an Energie aus deinem Powerstarter kann dir keiner nehmen. Es ist, wie zusätzlichen Anschwung für den Tag mitzunehmen.

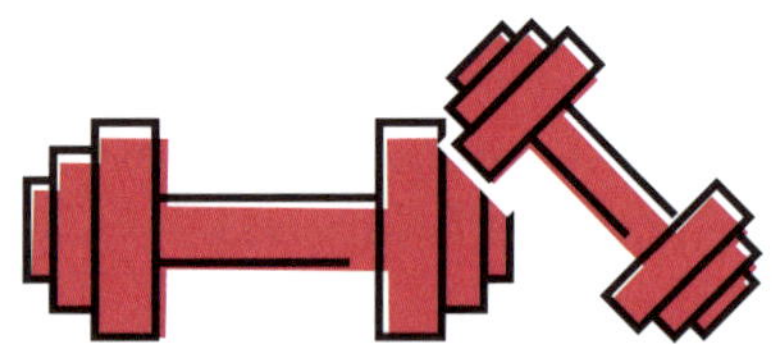

8
BEWEGUNGSEVENT

„Sitzkrieger:innen sind die neuen Opfer der modernen Gesellschaft."

Raus aus der Routine und rein ins Neue oder Unbekannte. Jetzt bekommst du noch Input für deinen letzten Bewegungsbaustein als eine Art Sahnehäubchen deiner wöchentlichen Aktivität.

Das Bewegungsevent kannst du im wöchentlichen oder zweiwöchigen Rhythmus einsetzen. Besonders Ambitionierte können zwei Bewegungsevents pro Woche einbauen, wenn beispielsweise ein bestimmtes Trainingsziel verfolgt wird.

Das Bewegungsevent ist eine Freizeitaktivität, die mit Familie oder Freunden stattfinden kann. Diese besonderen Aktivitäten brechen die Routinen der Woche auf und dürfen gerne immer mal wieder anders gestaltet sein. Gemeint ist, dass du eine körperliche Aktivität auswählst, bei der du dich abwechslungsreich, andauernd oder intensiv fordern kannst. Spaß und gemeinsame Zeit stehen im Fokus.

So kannst du beispielsweise eine Radtour machen, schwimmen gehen, einen Hochseilgarten besuchen, ins Fitnessstudio gehen, eine Runde Squash spielen, die Kletterhalle aufsuchen, eine Joggingrunde drehen oder Yoga praktizieren. Ganz so, wie du dich allein oder in Begleitung bewegen möchtest.

Diese Art der körperlichen Herausforderung gleicht zum einen weggefallene Einheiten unter der Woche im sportlichen Sinne aus, weil du z. B. nicht immer zu deinem Powerstarter gekommen bist, und kann außerdem ein gezieltes sportliches Training und damit verbundene Ziele aufgreifen. Dem Organismus werden dadurch immer wieder andere Reize geboten, die sowohl körperlich als auch geistig zu Verbesserungen führen.

Bitte beachte, dass Bewegungsevents nicht die Unterbrechungen im Alltag wie die Trainingsimpulse der 3×3-Formel® ersetzen können. Diese stellen eindeutig einen der wichtigsten Bausteine für deine Gesundheit dar.

Kurz zusammengefasst

1. Bewegung soll Spaß machen und deine Freizeit verschönern. Dabei kannst du bewusst Zeit allein verbringen oder dich im Sinne eines Events mit anderen Menschen bewegen.
2. Ein Bewegungsevent ermöglicht dir, auch sportliche Ziele zu verfolgen und spezifischere Trainings zu absolvieren.
3. Durch abwechslungsreiche Bewegungsevents erhält dein Körper immer neue Reize, auf die er sich im Besonderen anpassen kann. Du lernst Neues kennen, stillst deine Neugier und sammelst großartige Erfahrungen.

9 BEWEGUNGSTYP

„Jeder Mensch ist gemacht für Bewegung, aber nicht alle für die gleiche …“

Wenn bestimmte Menschen sehr schnell und sichtbar auf ein körperliches Training ansprechen, dann könnte vermutet werden, dass diese Person großen Aufwand betreibt und möglicherweise sogar mit (verbotenen) Substanzen nachhilft. Vor dem Hintergrund meines Wissens über Bewegungstypen bedeutet es aber in erster Linie, dass einige Menschen besser und schneller auf bestimmte Trainingsreize ansprechen.

Ich möchte noch weitergehen: Menschen, die sich im Training häufiger verletzen, die an Sport bisher keine Freude fanden oder die einfach keinen Fortschritt durch ihr Training erzielen, könnten die für sie „falsche Art“ von Bewegung und Sport absolvieren.

Natürlich sind viele Aspekte für ein erfolgreiches und verletzungsfreies Training notwendig, aber die wenigsten Menschen werden sich die Frage gestellt haben, ob sie für eine bestimmte Bewegungsform genetisch günstig oder aber ungünstig veranlagt sind, oder? Stattdessen fällen sie viel eher das Urteil, dass sie grundsätzlich nicht für Bewegung konzipiert sind. Das hingegen ist ein Fehlschluss, der unter Umständen verheerende Folgen hat.

Das Konzept des Bewegungstyps berücksichtigt das Potenzial eines Menschen für Bewegung, das unter anderem auf den Genen, der Physiologie, Biochemie und Biomechanik beruht. Vor diesem Hintergrund wird deutlich, dass nicht für jeden Menschen die gleiche Art von Bewegung optimal passen kann.

BEWEGUNGSTYPEN

Insgesamt gibt es *7 primäre Bewegungstypen*. Zum groben Verständnis und für einen ersten Eindruck lassen sich die Bewegungstypen nach folgenden Kategorien gliedern:

Typ-Nr.	Kategorie	Bezeichnung*
I	Ausprägung für Beweglichkeit	Schlangen-Typ
II	Ausprägung für Schnelligkeit	Kolibri-Typ
III	Ausprägung für Kraft	Stier-Typ
IV	Ausprägung für Ausdauer	Pferde-Typ
V	Ausprägung für Koordination und Anpassungsfähigkeit der Steuerung im Sinne einer hohen Lernfähigkeit	Adler-Typ
VI	Ausprägung für Gemeinschaft	Pinguin-Typ
VII	Besondere Ausprägung für Athletik	Puma-Typ

*: persönliche Assoziationen mit der Tierwelt, um die verschiedenen Typen zu veranschaulichen.

Ich habe in hunderten Analysen noch nie eine Ausprägung isoliert stehen sehen. Die Auswertung ist komplex und bedarf der Hilfe internationaler Labore. Das Vorgehen ist einzigartig und die Auswertung ein Ergebnis meiner Forschung. Modernste wissenschaftliche Analyse wird mit altem Wissen verbunden.

Schau dich um! Würdest du einer kleinen zierlichen Person die gleiche Sportart empfehlen wie dem großgewachsenen Muskelpaket? Nein, würdest du ziemlich sicher nicht und dafür brauchst du nicht einmal über Detailwissen zur Sportart zu verfügen.

Unabhängig von seinen individuellen Voraussetzungen kann aber jeder Mensch von einem beliebigen Training profitieren und sich daran anpassen. Allerdings könnte dafür größerer Aufwand nötig sein, und ein höheres Verletzungsrisiko wäre wahrscheinlich damit verbunden – ebenso wie größere Überwindung und eine ausgeprägtere Frustrationstoleranz. Da viele Menschen ihre Kräfte schon in den Alltagsbelastungen verbrauchen, bleibt ihnen nur wenig Energie im Bereich Bewegung. Umso wichtiger ist, dass wir unsere spezifischen Ausprägungen für körperliche Belastungen kennen. Leider ist dieses Wissen abseits des Profisports, wo man von Talenten spricht, im Grunde nicht auf der Tagesordnung.

Zu jedem Menschen gehören eine oder mehrere Ausprägungen von Bewegungstypen. Damit stehen jedem spezifische und besondere Fähigkeiten für Bewegung zur Verfügung, die jeweils einmalig sind! Unser Bewegungspotenzial sollten wir nicht ungenutzt lassen, geschweige denn unterdrücken! Auch gilt es, negative Bewegungserfahrungen, die du möglicherweise in deiner Kindheit in der Schule erlebt hast, nicht dein weiteres Leben dominieren zu lassen. Neue und positive Bewegungserfahrungen zu erleben, ist die Devise! Denn wenn dir etwas Freude bereitet, dann bleibst du wahrscheinlich am Ball. Nicht für jeden ist klassisches Joggen die richtige Form von Sport oder Krafttraining der heilige Gral zu körperlicher Fitness. Um dir den Zugang zu positiven Erlebnissen bei Bewegung zu öffnen, hier ein paar Hinweise, die dich deinem Bewegungstyp näherbringen können.

WELCHER BEWEGUNGSTYP BIST DU?

- *Bist du eher ein Mensch, der hohe Bewegungsumfänge, beispielsweise in Form von Läufen, absolvieren kann? Der gut auf Ausdauer anspricht? Wenn du wieder mit Ausdauertraining beginnen würdest, könntest du dann schnell deine Kondition verbessern?*
  In diesem Fall könntest du über eine gute Ausdauerleistungsfähigkeit verfügen und gute kardiovaskuläre, d. h. Herz-Kreislauf-Eigenschaften haben. Diese finden sich oft bei Bewegungstyp I und IV. Trifft dies auf dich zu, dann sind größere Belastungsumfänge bei moderater Intensität für dich besser zu kompensieren. Teilweise kann auch Bewegungstyp VII diese Fähigkeiten abrufen, obwohl andere Fähigkeiten ihn dominieren.
- *Sprichst du zügig auf Muskeltraining an? Wachsen deine Muskeln bei Krafttraining sichtbar schnell? Kannst du zügig mit schwereren Gewichten trainieren und Übungen korrekt ausführen?*

Dann könntest du Bewegungstyp III oder VII sein (Stier- oder Puma-Typ). Beide zeichnen sich durch eine gute Anlage für Kraft aus. Auch aufgrund der Genetik könnten die Muskeln dieser Menschen schneller und besser wachsen.

- *Bist du flink, agil und wendig? Hast du schon früher in der Schule zu den Schnellsten gehört? Liegen dir eher kurze Distanzen oder Belastungsdauern?* Dann könntest du Bewegungstyp II sein, der Kolibri. Die Fähigkeit und Ausprägung für höhere Bewegungsgeschwindigkeiten und Schnellkraft sind diesem Bewegungstyp in die Wiege gelegt. Kein Trainingsfleiß der Welt kann einen clever und ideal trainierenden Bewegungstyp II schlagen. Das gilt vornehmlich für Schnelligkeit.

Vielleicht hast Du jetzt eine bessere Idee, welche Ausprägungen und Vorzüge in dir angelegt sein könnten, und kannst damit erste Schritte in die Wege leiten. Vor allem dürfte dir bewusster sein, dass es vollkommen in Ordnung ist, wenn eine bestimmte Art von Sport nicht zu dir passt, obwohl sie bei anderen so gut zu funktionieren scheint. Orientiere dich nicht an anderen, sondern finde deine persönliche Art von Bewegung. Es gibt sie auf jeden Fall!

Kurz zusammengefasst

1. Absolut jeder Mensch ist für Bewegung geschaffen.
2. Die Art und Weise, in der sich ein Mensch am besten bewegt, kann allerdings sehr unterschiedlich sein.
3. Allein die Beobachtung für bestimmte Vorlieben und schnelle Anpassung kann einem eine Idee geben, welche Eigenschaften in einem schlummern.
4. Der Mensch verfügt über die Fähigkeit, sich an viele Umweltzustände anzupassen. Das gilt auch für Bewegung. Es dauert dann möglicherweise nur länger, ist aufwendiger und birgt unter Umständen ein höheres Verletzungsrisiko.
5. Die exakte Bestimmung des Bewegungstyps beinhaltet eine aufwendige und komplexe Analyse von aktuell 19 verschiedenen Messparameter durch unterschiedliche Labore.

10 BEWEGUNGSDRANG

„Unsere Gesellschaft macht sich sitzend. Es müssen nur lange genug die natürlichen Bedürfnisse unterdrückt werden!“

Das Verlangen nach Bewegung ist dem Menschen genetisch eingeimpft. Viele der lebensnotwenigen Körperfunktionen können ohne angemessene Bewegung nur unzureichend ineinandergreifen. Die Folgen sind Schmerzen, Unwohlsein, Leistungsverluste und Krankheiten. Sie bleiben bei Weitem nicht nur als körperliche Beschwerden bestehen, sondern beeinträchtigen den gesamten Organismus. Ein Beispiel aus dem Alltag ist die Verdauung. Der Verdauungstrakt des Menschen ist auf Bewegung angewiesen, um gut zu funktionieren (Peristaltik). Einschränkungen durch einen unbewegten Alltag stehen unmittelbar mit Unwohlsein und – damit verbunden – eingeschränkter Funktion in Zusammenhang.

Nicht zuletzt die Nahrungsbeschaffung war lange Zeit eine große körperliche Herausforderung, die oft ein hohes Maß an Bewegung abverlangte. Bis in die heutige Zeit haben sich die Gene des Menschen wenig verändert, sehr wohl aber seine Lebensgewohnheiten. Die Jagd nach Nahrung wird allenfalls noch dann zur körperlichen Herausforderung, wenn wir um Sonderposten und Schnäppchen ringen. Ansonsten kommen wir an üppige, hochkalorische Nahrungsmittel, ohne den Finger krumm machen zu müssen. Auch die Flucht vor Fressfeinden ist in der modernen Gesellschaft nicht mehr an der Tagesordnung. Ein gefahrloses Leben also? So ist es nicht! Die Risiken stecken heute genau in dem Mangel an Aktivität und die durch Bewegungsmangel ausgelösten Killer tragen einen Schafpelz. Eben das macht es gefährlich, weil das Risiko vielen Menschen nicht bewusst ist oder weit weg zu sein scheint. Gesundheitliche Einschränkungen sind aber vorprogrammiert, wenn Menschen ihr Bewegungsmaß zu gering halten, was leider auf den Großteil der Gesellschaft zutrifft.

Der Bewegungsdrang ist in jedem Menschen angelegt. Heutzutage unterdrücken wir aber die Bedürfnisse nach Bewegung und „trainieren" uns an, immobil zu sein. Entscheidungen, morgens noch länger im Bett zu bleiben, das Auto statt des Fahrrads zu nehmen oder den Parkplatz so nah wie möglich am Einkaufszentrum zu suchen, sind eine Geisteshaltung – eine bewusste Entscheidung des Kopfes, es sich einfach und bequem zu machen. Was früher vielleicht noch sinnvoll war, um bei Nahrungsmangel Energie zu sparen, ist bei dem heutigen Überangebot eine Einladung für überflüssige Pfunde und abnehmende körperliche Belastbarkeit. Diese gefährliche Grundhaltung für Bequemlichkeit im Alltag ist unbedingt zu hinterfragen. Wenn das Bewusstsein dafür wieder geschärft ist und die daraus resultierenden Gefahren für die Gesundheit ernst genommen werden, ist es eine logische Konsequenz, die vielfältigen und kleinen Bewegungsangebote im Alltag mit Freude anzunehmen. Schließlich sind sie eine einfache und wirkungsvolle Wertschätzung für einen selbst.

Gewohnheit formt. Der ständige Verzicht auf Bewegung verdrängt das Verlangen nach Aktivität. Er schläfert diese Bedürfnisse ein und zwängt den Körper in ein neues Verhaltensmuster. Zusätzlich tragen dazu die viel zu häufig konsumierten krank- und dickmachenden Nahrungsmittel bei. Es ist naheliegend, dass es einem Menschen mit 5, 10, 20 oder mehr Kilogramm Übergewicht schwerfällt, sich für Bewegung zu begeistern, oder? Derjenige ist bei der kleinsten körperlichen Herausforderung schnell überfordert, weil er immer weniger Ressourcen hat, um adäquat reagieren zu können. Kein schönes Gefühl für das Ego, und so entscheidet der Kopf, solche Situationen zukünftig lieber zu vermeiden, und setzt damit einen Teufelskreislauf in Gang.

Trainierte Körper aber bewegen sich leichter und mit größerer Freude. Davon können wir wahrscheinlich alle berichten, wenn wir nach einer Verletzung oder langen Bewegungspause sportlich wieder aktiv wurden. Die Erinnerungen an die damalige Leistungsfähigkeit kommen hoch, auch wenn die aktuellen Empfindungen nur wenig mit dem einstigen

Niveau zu tun haben – eine wichtige Erkenntnis. Denn der Körper warnt vor Überlastung, lädt aber herzlich dazu ein, mit neuer Regelmäßigkeit zur früheren Bewegungsfähigkeit zurückzufinden. Das kann ich mit Gewissheit schreiben und dir damit Mut für alle deine Bewegungsvorhaben zusprechen.

Kurz zusammengefasst

1. Der Wunsch nach Ruhe und Bequemlichkeit liegt in jedem Menschen. Es ist in Ordnung, ihm Raum zu geben, wenn es ein ausgewogenes Verhältnis zu Bewegung gibt.
2. Allein unser Verhalten lässt den natürlichen Bewegungsdrang verkümmern. Es liegt an jedem Menschen selbst, diese überlebenswichtige Verbindung zu sich selbst und den Bedürfnissen nach Bewegung zu pflegen.
3. Selbst wenn nach einer längeren Bewegungspause die alten Bestleistungen weit entfernt liegen und ein Neustart nicht immer mit den schönsten Gefühlen einhergeht, ist angemessene Bewegung immer ein Geschenk für den eigenen Organismus. Sei stark und stelle dein Ego zurück. Schaffe durch Bewegung Ressourcen und stärke dich, ohne nach Rekorden zu streben.

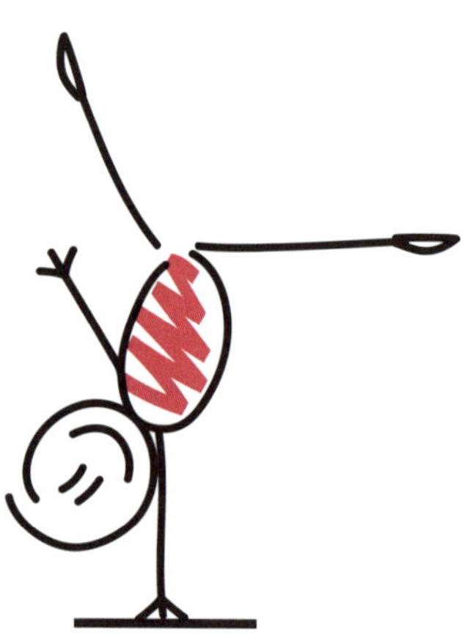

11
NEUE BEWEGUNGS-ERFAHRUNGEN

„Deine Vergangenheit darf nicht deine Zukunft dominieren. Das gilt auch für Bewegung."

Nicht alle Erinnerungen aus unserer Vergangenheit sind rühmlich und positiv. Manches schmerzt und wird daher lieber verdrängt. Das trifft bei einigen Menschen auf Bewegung zu. Der Schulsport und die damit verbundenen Erfahrungen können schlecht gewesen sein und sich hartnäckig eingebrannt haben. Für niemanden ist es schön, die Ergebnisse oder Ziele nicht zu erreichen, die man sich selbst vorgenommen hat. Genauso wenig gefällt es, häufig zuletzt gewählt, selten im Spiel einbezogen worden zu sein oder sich bei manchen Disziplinen in der Gruppe blamiert zu haben oder gar bloßgestellt worden zu sein (auch wenn das nur der persönliche Eindruck gewesen sein kann).

Schulsport hat aus meiner Sicht drei Aufgaben:

1. Ausgleich für die viel zu umfangreiche Inaktivität zu bieten,
2. Kinder zu verbinden und sie im Team agieren zu lassen,
3. positive Bewegungserfahrungen entstehen zu lassen, damit Interesse zu fördern und einen persönlichen Fortschritt an den eigenen Leistungen zu ermöglichen (und nicht anhand starrer Leistungsziele, die für alle gleichermaßen gelten).

Würden diese Aspekte beherzigt, dann hätten viele Menschen viel bessere Erinnerungen. Halb so wild, denkst du vielleicht, weil du Spaß am Schulsport hattest und annimmst, dass dies Teil der Vergangenheit ist – so wie bei anderen die Zahnspange oder Brille.

Leider bestimmt bei den meisten Menschen die Vergangenheit das Handeln der Gegenwart und Zukunft stärker, als es gut wäre. Die ehemals schlechten Erfahrungen führen dazu, dass Gelegenheiten für Sport oder Bewegung eher ausgelassen werden, statt in ihnen eine Form der Verbindung und Überwindung alter Wunden zu sehen. Aber wie viel Macht möchtest du tatsächlich anderen Menschen über dein Leben geben? Bist du wirklich bereit, deine Vergangenheit über deine Zukunft, deine Gesundheit und dein Leben bestimmen zu lassen? Und glaub mir, es muss sich dabei nicht um ein ausgeprägtes Trauma handeln. Es gibt viele Menschen, die ihre Bedürfnisse, Ideen und Vorhaben aus Furcht vor Ablehnung durch andere für sich behalten und lieber zurückstecken.

In Bezug auf Bewegung besteht immer die Chance für neue, schöne Erfahrungen! Es gibt für jeden Menschen Bewegungsformen und Aktivitäten, die besser passen und Freude machen – versprochen. So wie ich es in Auszügen im Kapitel „Bewegungstyp“ über die individuellen Voraussetzungen und Eigenschaften von Menschen für Bewegung beschreibe (s. S. 33 f.).

Es gibt größere und kleinere, dünnere und stabilere, schnellere und ausdauernde, flexiblere und stärkere Menschen und für jeden gibt es passende Bewegungsangebote. Allein, zu zweit oder in der Gruppe lassen sich Erlebnisse kreieren, die gar nichts mit der Vergangenheit und dafür umso mehr mit einem selbst und der Gegenwart zu tun haben. Also freue dich darauf, diesen Lebensbereich zu erobern und zu gestalten …

Kurz zusammengefasst

1. Solltest du in der Vergangenheit schlechte Erfahrungen mit Sport und Bewegung gemacht haben, hat das nichts mehr mit deiner Gegenwart oder Zukunft zu tun.
2. Jede schlechte Erfahrung kann durch viele gute Erfahrungen „gelöscht" werden. Schaffe dir neue positive Bewegungserlebnisse!
3. Gib niemandem die Macht über deine Gefühle. Das gilt auch für Bewegung. Sie ist viel zu wertvoll für dein persönliches Glück.
4. Lass dich inspirieren! Es gibt keine Einschränkungen für Bewegung. Davon können wir uns eindrucksvoll im World-Wide-Web überzeugen.
5. Für jeden Menschen gibt es passende Sport- und Bewegungsangebote, die nichts mit Schulsport oder früheren, weniger erfreulichen sportlichen Aktivitäten zu tun haben.

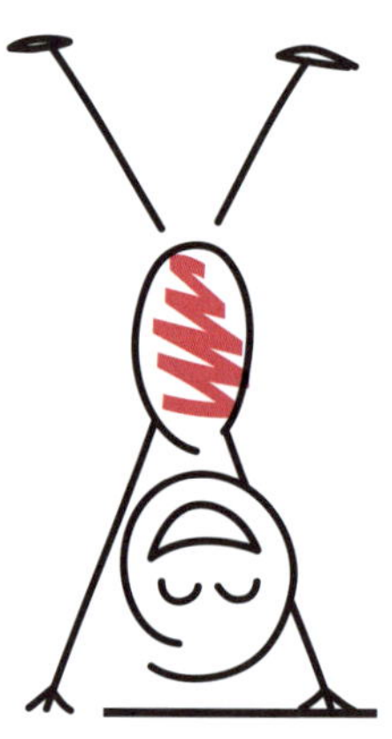

12 BEWEGUNGSGLÜCK ERZEUGEN

„Es ist das besondere Gefühl von Glück, für etwas selbst verantwortlich zu sein."

Dass Bewegung unsere Herzgesundheit fördert, unsere Muskeln stärkt und uns hilft, überflüssige Pfunde loszuwerden, weiß wahrscheinlich jeder. Dass Bewegung allerdings eine medikamentenähnliche Wirkung bei Verstimmungen oder Depression hat, ist vielen vermutlich weniger bekannt (Dinas et al., 2011).

Laut Weltgesundheitsorganisation (WHO) werden psychische Erkrankungen bis 2030 die Liste der häufigsten Krankheiten weltweit anführen. Schon heute sind viele Menschen von Depressionen betroffen – eine Krankheit, die Menschen Lebensqualität und -zeit kostet. Je nach Schweregrad und Ausprägung kann eine Depression von negativen Gefühlen über Antriebslosigkeit bis zu Zwangsgedanken reichen. Meist werden Betroffene mit Medikamenten und Psychotherapie behandelt. Allerdings drängt sich zunehmend ein Baustein in den Vordergrund, der nicht nur Menschen mit Depressionen hilft, sondern auch eine generelle Entlastung für die Psyche im Sinne einer Vorsorge ist: **Bewegung**.

Der besondere Vorteil körperlicher bzw. sportlicher Aktivität besteht darin, dass sie selbstständig umgesetzt werden kann und anders als Medikamente keine negativen Nebenwirkungen mit sich bringt. Die Aussagen über die Wirksamkeit von Bewegung auf den verschiedenen Ebenen biologischer und psychologischer Mechanismen sind inzwischen vielfach belegt (Kandola et al., 2019). Darüber hinaus legt ein jüngst veröffentlichter systematischer Übersichtsartikel über die positive Wirkung von Bewegung nahe, dass deutlich geringere Umfänge im Vergleich zu den allgemeinen Gesundheitsempfehlungen bereits eine Verbesserung hervorrufen (Pearce et al., 2022).

Depressionen verändern das Gehirn in mehrfacher Hinsicht (Bremner et al., 2002; Pandya et al., 2012; Rigucci et al., 2010). Untersuchungen zeigen, dass die Aktivität im präfrontalen Kortex zunimmt, der im vorderen Bereich des Gehirns hinter der Stirn liegt (Drevets et al., 1997; W. Liu et al., 2017). Dieser Teil des Gehirns dient der Steuerung und Verarbeitung des Verhaltens. Kommt es selbst im Ruhezustand und außerhalb geistiger Denkaufgaben zu einer Überaktivität, können dies Anzeichen einer Depression sein. Dann kommen Betroffene oft zunehmend ins Grübeln, haben negative Gedanken oder sind von Angst- und Zwangsgedanken beherrscht. Auch kann beobachtet werden, dass das Gehirn von depressiven Menschen eine geringere Neuroplastizität aufweist (W. Liu et al., 2017). Das bedeutet, dass die Areale und Netzwerke im Gehirn bei Depression schlechter neuformiert werden. Die Fähigkeit zur Neuroplastizität ist eine wichtige Eigenschaft, die es dem Gehirn ermöglicht, flexibel auf veränderte Lebensbedingungen zu reagieren.

Bewegung kann direkt in mehreren Hinsichten bei Depression und affektiven Störungen helfen oder ihnen erfolgreich vorbeugen (Zhao et al., 2020). Zum einen, indem die neuronale Aktivität im Gehirn vom präfrontalen Kortex hin zum motorischen Kortex verlagert wird. Mit anderen Worten, das Gehirn verschiebt seine Aktivität dorthin, wo sie dringender gebraucht wird, nämlich in den Bereich, der für die Steuerung der Bewegung verantwortlich ist. Damit wird der Grübelei oder dem Gedankenkreisen der „Nährboden entzogen“. Untersuchungen der Universität Basel belegen, dass die Wirkung von Sport dabei der von Antidepressiva gleichwertig ist (Brand, 2017). Deshalb ist Sport heute oft eine Ergänzung zur Psychotherapie und einer medikamentösen Behandlung. Zum anderen kommen Untersuchungen der Ruhr-Uni Bochum zu dem Ergebnis, dass Bewegung die durch Depression eingeschränkte Neuroplastizität positiv verändert. In dem Maße, in dem die Plastizität im Gehirn zunimmt, reduzieren sich die klinischen Symptome einer Depression (Brüchle et al., 2021).

Darüber hinaus wird das Gehirn bei körperlicher Aktivität besser durchblutet und die Neubildung von Verbindungen zwischen Nervenzellen wird angeregt. Die Reaktionen des Körpers selbst auf Bewegung, wie die Produktion und Ausschüttung bestimmter Botenstoffe in Form von Opioiden, Endocannabinoiden und Endorphinen, können im Gehirn stimmungsaufhellend wirken, die geistige Leistungsfähigkeit verbessern und die Schmerzwahrnehmung reduzieren.

Schön wäre, könnte man zum Abschluss dieses Kapitels schreiben, dass Bewegung und Sport immer und zuverlässig glücklicher machen. Leider lassen die wissenschaftlichen Erkenntnisse eine so pauschale Aussage nicht zu. Der bei körperlicher Aktivität gebildete Hormoncocktail muss nämlich nicht zwingend zu einer positiven Stimmung führen. Bestimmte Hormone werden bei großer Freude und unter Angst ausgeschüttet. Denn Hormone wie Cortisol, Adrenalin und Noradrenalin, die die Voraussetzungen für eine höhere körperliche Leistungsfähigkeit sicherstellen, werden nicht nur als Konsequenz glücklich machenden Sporttreibens ausgeschüttet, sondern können auch immer im Kontext belastender Lebensumstände produziert werden.

Einige wichtige Erkenntnisse geben allerdings Anlass, sich auf das Bewegungsglück einzulassen. Zum einen lässt sich sagen, dass Bewegung und Sport bei niedriger Intensität häufiger dazu beitragen, dass das Wohlbefinden bei den meisten Menschen zunimmt, weil der Zustand der Überforderung vermieden werden kann. Möglicherweise deswegen kommt eine japanische Studie zu dem Ergebnis, dass spontanes Laufen bei moderater Aktivität die Stimmung verbessert und sich positiv auf exekutive Funktionen auswirkt (Damrongthai et al., 2021). Zudem können Menschen lernen, intensivere körperliche Belastungen als wohltuend und glückssteigernd zu empfinden. Es ist eben immer auch eine Frage der Einstellung und der Beweggründe, die aus einer Anstrengung glückliche Momente werden lassen.

Eine Übersichtsarbeit eines Forscherteams der Shenzhen Universität unterstreicht hingegen, dass vor allem anaerobe, d.h. intensivere und kürzere Einheiten sich stimmungsaufhellend auswirken können (Chan et al., 2019). Kurze und starke Belastungen wie bei einem Krafttraining beispielsweise. Bei aerober Belastung, also eher moderatem und andauerndem Training, wie es häufig in den Ausdauersportarten vorkommt, sind die Ergebnisse der 38 zugrundeliegenden Einzelstudien uneinheitlich. Hier sind sowohl Anstiege in der Stimmung bei den Probanden als auch keine Veränderungen aufgezeigt worden. Eine klare Aussage zur Intensität lässt sich nicht machen, zumal diese bei Menschen sehr unterschiedlich wahrgenommen werden kann. Im Hinblick auf die Dauer der Belastung scheinen 15–30 Minuten auszureichen. Längere Einheiten konnten nicht mit einem verbesserten Effekt bestätigt werden.

Wer es schafft, den eigenen Schweinehund zu überwinden, fördert wahrscheinlich dadurch das Vertrauen in die eigenen Fähigkeiten. Darüber hinaus können die Interaktionen mit anderen Menschen neben den förderlichen Eigenschaften von Bewegung auf den Hormonhaushalt weitere positive Effekte für die Stimmung bringen. Dies zeigt sich eben auch in dem oben erwähnten geförderten Wachstum von Nervenzellen. Das sind wichtige Bausteine, um Lebensmut zu fassen und Glücksgefühle zu empfinden.

WICHTIGE GRUNDSÄTZE FÜR BEWEGUNG

- **Wer sich entscheidet, mehr Bewegung in sein Leben zu integrieren, darf sich gerne vorher mit den damit verbundenen Zielen und Wünschen beschäftigen. Allein sie haben schon einen großen Einfluss auf die Stimmung und den inneren Antrieb.**
- **Wer anfängt, mehr Sport zu treiben, sollte ruhig starten. Es ist wenig motivationsfördernd, nach einer Einheit völlig fertig zu sein und möglicherweise in den Folgetagen sogar Schmerzen zu haben. Es ist nachvollziehbar, wenn der Körper sich dann vor dem nächsten Mal sträubt.**
- **Es sollte immer geschaut werden, welche Art von Bewegung Freude bereitet. Hier spielen soziale Aspekte eine Rolle. Bin ich lieber in dieser Zeit für mich allein oder in einer Gruppe aktiv? Lieber draußen in der Natur oder drinnen? Brauche ich eine Art Spiel oder reicht mir die „asketische Form“ der Bewegung? Brauche ich Wettkampfcharakter und Leistungsanforderungen oder bewege ich mich um meiner selbst willen?**

Wer sich mit den eigenen Bedürfnissen, mit den persönlichen Voraussetzungen des Bewegungstyps und der eigenen Reaktion auf Bewegung beschäftigt, wird mit hoher Wahrscheinlichkeit eine wohltuende Wirkung des Hormoncocktails erfahren und sich glücklicher fühlen.

Kurz zusammengefasst ✓

1. Depressionen sind eine ernstzunehmende Erkrankung, bei der es wichtig ist, professionelle Hilfe aufzusuchen. In Deutschland leiden etwa 5 Millionen Menschen an Depressionen.
2. Im Rahmen einer Therapie und als Vorsorge spielt Bewegung eine wesentliche Rolle, da sie die Plastizität im Gehirn fördert. Allein zur regelmäßigen Gedankenhygiene und zum optimalen Abschalten nach anstrengenden Themen hilft Bewegung, weil die Gehirnbereiche entlastet werden, die bei Gedankenkreisen, schlechter Stimmung und Grübelei involviert sind.
3. Bewegung sorgt dafür, dass unser Körper Botenstoffe bildet, die positiv auf das Gehirn wirken. Es ist ein bisschen so, als würde nicht nur der Muskel im Körper, sondern auch der „Gehirnmuskel" trainiert.
4. Jede erfolgreiche Überwindung des inneren Schweinehunds ist eine Bestätigung der eigenen Stärke und Fähigkeiten und löst damit positive Gefühle aus.
5. Gemäß Studien wirken intensivere Einheiten womöglich positiver auf die Stimmung. Kürzere Trainingszeiten reichen aus, um die Effekte zu erzielen. Wer sich allerdings bei hohen Intensitäten überfordert oder schon vorher abgeschreckt fühlt, tut gut daran, entspannter zu trainieren.
6. Glück ist außerdem stark von der eigenen Einstellung abhängig. Das bedeutet, dass es sich lohnt, vorher zu prüfen, was man mit Bewegung erreichen möchte, und zu reflektieren, was einem guttut. Wer mit einer negativen Haltung an Bewegung rangeht, wird vermutlich erstmal eher schlechte Erfahrungen machen. Das wäre ein unglücklicher und überflüssiger Fehlstart.

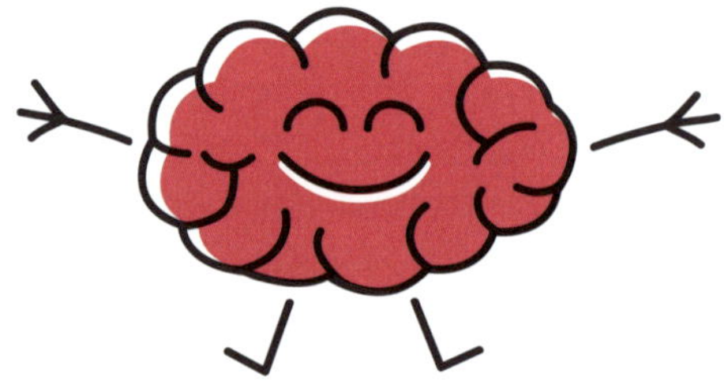

13 GEHIRNJOGGING

„Mit dem aktuellen Wissen vom Einfluss der Bewegung auf das Gehirn dürfte es keinen Gesellschaftsbereich mehr ohne Bewegungsangebote geben – in der Schule, in Unternehmen und in Pflegeeinrichtungen. Wer den eigenen Geist und Verstand schätzt, kommt an Bewegung nicht vorbei."

Wer Sport treibt, steigert die eigene körperliche Leistungsfähigkeit und tut der Gesundheit etwas Gutes. Wie steht es aber mit der Wirkung von Bewegung auf das Gehirn? Lassen sich Denkleistung, Konzentration und Lernfähigkeit durch Bewegung verbessern?

Als Anreiz fürs Gehirnjogging verstehe ich in diesem Kontext keine Knobelaufgaben für die grauen Zellen, sondern allgemein Bewegung. Der Zusammenhang zwischen Bewegung und Gedächtnisleistung ist hochspannend und könnte von Kindes- bis ins hohe Greisenalter von enormer Bedeutung sein. Forschung und bildgebende Verfahren haben den Erkenntnisgewinn in den vergangenen Jahren massiv beschleunigt, aber das Forschungsgebiet ist komplex. Denn allein die Art der Bewegung, ihre Dauer, der Zeitraum und die enorme Bandbreite kognitiver Funktionen können nicht einfach verallgemeinert werden. Auch Alter und Geschlecht von Probanden sowie deren Gesundheitszustand beeinflussen Forschungsergebnisse.

Klar ist heute, dass die Aussage, Bewegung mache schlau, zu einfach ist. Dennoch ist die Wirkung von Bewegung auf zentrale kognitive Fähigkeiten eindeutig belegt (Shi et al., 2022).

Übersichtsarbeiten legen nahe, dass der Einfluss von Ausdauertraining sowie Kombinationen aus Ausdauer- und Kraftprogrammen auf exekutive Kontrollfunktionen positiv ist. Darunter fällt das Arbeitsgedächtnis, also die kurzzeitige Speicherung von Informationen, die Unterdrückung bestimmter Reaktionen (Stichwort: Ablenkungen) und die grundsätzliche Lenkung der Aufmerksamkeit. Diese Ergebnisse konnten in Metastudien für Kinder/Jugendliche (de Greeff et al., 2018) und für Erwachsene (Northey et al., 2018) nachgewiesen werden.

Auch räumlich-visuelle Verarbeitungsprozesse werden durch Bewegung gefördert. Ein konkretes Beispiel konnte in einer Untersuchung mit Schüler:innen der siebten Klasse gezeigt werden. Die körperlich leistungsstärkeren Jugendlichen verfügten über eine höhere Aufmerksamkeit, die mittels Messung von Hirnströmen belegt werden konnte (Schott et al., 2016). Räumlich-visuelle Fähigkeiten spielen eine wichtige Rolle bei der Lösung von Problemen, bei mathematischem und wissenschaftlichem Denken. In diesem Fall belegen Untersuchungen den positiven Einfluss von Bewegung (Jonglieren von Bällen) auf die Fähigkeit, mentale Rotationsaufgaben zu lösen, bei denen Objekte in der Vorstellungskraft gedreht werden. Entscheidungsgeschwindigkeit und Fehlerhäufigkeit werden ebenfalls positiv beeinflusst.

Während diese Zusammenhänge schon etwas spezieller sind, kann der Einfluss von Bewegung auf die allgemeine Entwicklung des Gehirns, beispielsweise auf die Bildung neuer Gehirnzellen, deren Wichtigkeit für die Gesundheit unterstreichen. Vereinfacht ausgedrückt wächst das Gehirn bei Gebrauch und verkümmert bei Inaktivität (Ratey & Hagerman, 2013). In Bezug auf Bewegungsmangel zeigt sich, dass das Gehirn schrumpft und zerstört wird. Ein niedriger Aktivitätslevel führt zu einer Abnahme der fluiden Intelligenz, also der Fähigkeit, situativ flexibel und logisch denken zu können (Singh-Manoux et al., 2005). Diese Fähigkeit ist elementar wichtig, um aufkommende und unerwartete Probleme zu lösen.

Bewegung und körperliche Aktivität begünstigen die Ausschüttung spezifischer Wachstumsfaktoren, darunter des Proteins BDNF (brain-derived neurotrophic factor) (Ratey & Hagerman, 2013). Dieses führt dazu, dass das Gehirn neue Verknüpfungen bildet und Neues lernt. Demnach kann der Alterungsprozess durch Bewegung verlangsamt werden. Das ist allerdings nur die Spitze des Eisbergs, und so waren die Forschungserkenntnisse im vergangenen Jahrzehnt ein Feuerwerk an positiven Nachrichten für alle Bewegungsfans und solche, die es erst noch werden wollen. Leicht verständlich werden die zum Teil komplexen Forschungsergebnisse im Buch „Spark" von Ratey & Hagerman (2013) dargeboten, die nicht den geringsten Zweifel daran lassen, dass Sport die Sinne schärft, den Fokus und die Stimmung sowie Bereitschaft zum Lernen verbessert. Förderlich ist außerdem, dass Menschen nach Bewegung weniger unruhig und angespannt sind, was unterstreicht, dass die Effekte unmittelbar und bereits kurzfristig eintreten.

Kurz zusammengefasst

1. Der positive Einfluss von Bewegung auf das Gehirn wird meist unterschätzt. Wer einen scharfsinnigen und lernfähigen Kopf haben möchte, findet in jedem Alter in Bewegung ein mächtiges Werkzeug.
2. Bewegung kann wie eine Art Dünger fürs Gehirn verstanden werden.
3. Gedächtnisleistung, Aufmerksamkeit, mentale Vorstellungskraft und lösungsorientiertes Denken können durch Bewegung gefördert werden.
4. Alterungsprozesse können durch angemessene Bewegung verlangsamt werden.
5. Abwechslungsreiche körperliche Aktivität und eine Mischung aus unterschiedlichen Bewegungsarten (Ausdauer, Kraft und Koordination) bieten durch wechselnde Anforderungen eine ideale Grundlage für das Gehirn.

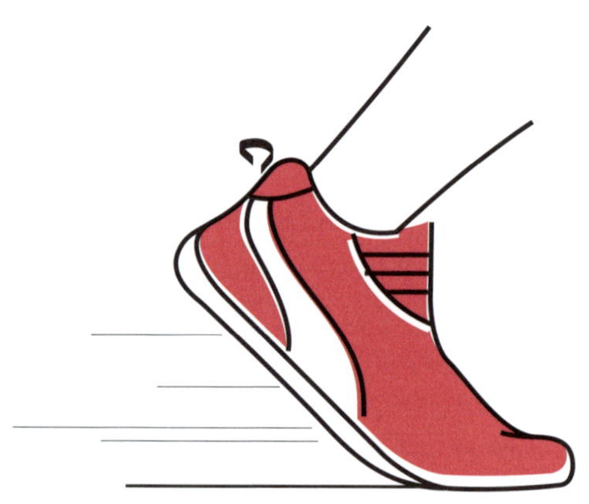

14
GEHEN IST HOCHKULTUR

„Eigentlich müsste es Gehdanken heißen.“

Ein anspruchsvoller Alltag und die Vielzahl an Verpflichtungen werfen immer wieder die Frage auf, wie viel Zeit und Aufwand für körperliche Aktivität bereitgestellt werden müssen. Muss es das Fitnessstudio, der Yoga-Retreat oder Turnverein sein, um von körperlicher Bewegung zu profitieren? Kurz und knapp: nein.

Natürlich kommt es darauf an, wie gut ein Mensch sich allein motivieren kann und was Freude bereitet, aber pauschal lässt sich sagen, dass es recht wenig braucht, um von Bewegung im Sinne der Gesundheitsförderung zu profitieren. Das gilt im Übrigen auch für die Intensität eines Trainings, bei der schweißtreibende Aktivitäten oft auf geteilte Vorliebe treffen.

Allein im Gehen liegt eine wahre Gesundheitsquelle. Schade, dass viele Menschen in der modernen Gesellschaft häufig auf diese atemberaubende Wirkung verzichten. Denn insbesondere für das Gehen konnte belegt werden, dass es eine direkte Wirkung auf die Verarbeitung von Informationen im Gehirn und die Gedächtnisleistung gibt (Oppezzo & Schwartz, 2014). Allein die Tatsache, dass wir an der frischen Luft, vielleicht sogar in der Natur gehen, macht diese Art der Fortbewegung für die Psyche zu einer echten Wohltat. Gemäß der Studie wirkt sich Gehen an der frischen Luft positiver aus als die Fortbewegung drinnen (beispielsweise auf einem Laufband).

Gehen erscheint trivial, ist aber für unser Gehirn Hochleistung. Bei jedem Schritt muss unser Gehirn die Lage im Raum berücksichtigen, die Orientierung aufrechterhalten und auf dieser Grundlage die Muskeln ansteuern. Herzschlag und Atemrhythmik werden angepasst. Mit diesem Wissen ist es doch höchst beeindruckend, dass es für die meisten

Menschen viele Lebensjahrzehnte einfach ist, sicher und aufrecht zu gehen, oder?

Besonderer Hochgenuss entsteht beim Gehen dadurch, dass unser Gehirn über zwei unterschiedliche Verarbeitungsmodi verfügt: einen aktiven und einen Standardzustand. Der aktive Zustand liegt vor, wenn wir uns auf eine Aufgabe konzentrieren. Im Standardzustand schweifen die Gedanken umher. Ein Modus, den wir z. B. brauchen, um kreativ zu sein oder unser Denkvermögen zu schärfen. Kreativität entsteht dann, wenn beide Gedächtniszustände auftreten. Und genau dieser einmalige Zustand liegt beim Gehen vor. Geistige Flexibilität ist besonders bei einer Problemlösung von großer Bedeutung. Insbesondere anspruchsvolle Herausforderungen laden also zu einem Spaziergang an der frischen Luft ein.

Als letzten bemerkenswerten Aspekt des Gehens ist noch die soziale Komponente zu nennen. Menschen, die sich mehr bewegen (gehen), sind sozial aktiver. Damit geht einher, dass sie ein höheres seelisches Wohlbefinden haben. Die Bedeutung eines starken sozialen Umfelds nimmt vor allem im Alter zu. Darüber hinaus stellt sich ein besonderes Moment beim Gehen in einer Gruppe ein. Wir synchronisieren unsere Schritte, bis wir im Gleichschritt unterwegs sind. Dies basiert auf einem sehr komplexen Hirnprozess, bei dem es um eine Antizipation (Voraussehen) des nächsten Handlungsschritts geht. So entsteht ein Hochgefühl bei uns Menschen, weil wir als soziale Wesen mit der Gruppe harmonieren. Als Bad in der Menge trägt beispielsweise die Teilnahme an einer Demo oder einem Konzert zu dieser positiven mentalen Wirkung bei.

Kurz zusammengefasst

1. Gehen ist komplexer, als es zunächst scheint. Dabei können verschiedene Verarbeitungszustände im Gehirn hervorgerufen werden, die es ermöglichen, lösungsorientierter und kreativer zu denken.
2. Wer über einer Lösung grübelt und mental belastet bzw. gestresst wird, sollte seine Schuhe anziehen und eine Runde spazieren gehen.
3. Spaziergänge sind für die Gesundheit eine große Bereicherung. Idealerweise finden sie an der frischen Luft und in der Natur statt.
4. Gehen in der Gruppe hat einen positiven Effekt auf unsere sozialen Bedürfnisse. Selbst allein zu gehen, scheint die soziale Ader in uns zu fördern.
5. Kurze Spaziergänge können im Arbeitsalltag untergebracht und als aktive Mittagspause genutzt werden oder im Rahmen von Gesprächen zu Arbeitsthemen stattfinden. Das zahlt auf der einen Seite auf das Bewegungskonto ein und kann zum anderen bei bestimmten Themen zu kreativeren Lösungsansätzen führen.

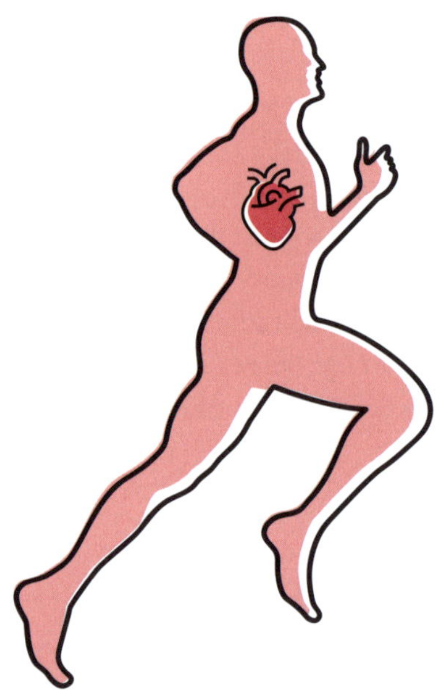

15
BEWEGUNG UND KREBS

„Bewegung für sich und ihre Wirkung sind ein Weltwunder. Es wird allerdings einfach zu wenig bereist und bestaunt."

Natürlich ist Bewegung besonders dann mit schönen Gefühlen verbunden, wenn ein Mensch gesund ist. Bei dem ernsten Thema einer Krebserkrankung sollte man daher als Allererstes den Blick auf die präventive Wirkung von Bewegung richten (Patel et al., 2019). Heute betrifft Krebs jeden vierten Menschen direkt und voraussichtlich in der Zukunft gar jeden zweiten. Die gute Nachricht ist, dass Krebs oft erst in der zweiten Lebenshälfte auftritt und dass ein bewegtes Leben vor einer Krebserkrankung schützen kann und im Behandlungs- und Krankheitsfall widerstandsfähiger macht (J. C. Brown et al., 2012). So werden durch Bewegung und Sport die Chance auf Heilung verbessert und das Risiko von Rezidiven reduziert (Rock et al., 2022).

Schon als Vorsorge ist eine Steigerung der körperlichen Leistungsfähigkeit und des Selbstbewusstseins wichtig, denn ein starker Körper und Geist wappnen einen Menschen für schwierigere Lebensabschnitte. Die Fähigkeit des Immunsystems, sich besser verteidigen zu können, spielt über einen Infekt hinaus bei der Entstehung oder Abwehr chronischer Krankheiten eine zentrale Rolle.

Wie Sport und Bewegung genau vor einer Krebserkrankung schützen, konnte bis heute nicht eindeutig geklärt werden. Obwohl neuere Studien wichtige Erkenntnisse liefern (Q. Wang & Zhou, 2021), sind die Zusammenhänge von Sport als therapeutisches Mittel bei Krebs bei Weitem noch nicht vollständig wissenschaftlich erforscht und verstanden.

Da Krebs eine Erkrankung multifaktoriellen Ursprungs ist, kann davon ausgegangen werden, dass Bewegung nicht nur an einer Stelle Einfluss hat. Es wird angenommen, dass Bewegung die Organsysteme anregt und damit ursächlichen Faktoren für Krebs entgegenwirkt. Dazu zählt beispielsweise die Förderung der Durchblutung im Körper, die sich auf Krebszellen beeinträchtigend auswirkt. Außerdem sind Abbauprodukte von Glukose mit für das Wachstum von Krebszellen verantwortlich, und Glukose wird bei Bewegung im höheren Maße verbraucht. Auch der positive Einfluss auf die Psyche könnte bei der Prophylaxe von Krebs eine Rolle spielen. Zudem gehen Mediziner:innen und Wissenschaftler:innen davon aus, dass der Einfluss von Bewegung auf Sexualhormone, seine antioxidativen Wirkungszusammenhänge, die verbesserte DNA-Reparatur sowie die Absenkung von Insulin und anderer körpereigener Botenstoffe (beispielsweise insulinähnlicher Wachstumsfaktor, Interleukin, Tumornekrosefaktor) äußerst wichtig sind.

Bewegung ist ein elementarer Baustein für die Gesunderhaltung, lange bevor eine Krebserkrankung im Körper entsteht. Sportlich aktive Menschen reduzieren ihr Krebsrisiko um 20–30 % (Kyu et al., 2016) und das Risiko eines Rückfalls wird nachweislich gemindert. Der schützende Effekt eines aktiven Lebensstils vor einer Krebserkrankung konnte in einer Metastudie aus dem Jahr 2019 von einem internationalen Forscherteam bestätigt werden (McTiernan et al., 2019). Insbesondere für Brust-, Darm- und Prostatakrebs verringerte sich das Risiko deutlich.

Die Einstellung zu Sport und Bewegung während der Krebstherapie hat sich in den vergangenen Jahren komplett gewandelt. Von Schonung und Ruhe hin zu einem zentralen Baustein, der wie ein Medikament eingesetzt wird. Die Lebensqualität wird während der Therapie durch Bewegung deutlich verbessert. Am besten erforscht sind bislang Brust-, Darm- und Prostatakrebs.

In Bezug auf Brustkrebs zeigte sich, dass die Überlebensrate mit höheren Intensitäten der sportlichen Aktivität zunimmt (Tsuji et al., 2021). Allem voran zeigt Joggen eine deutliche Verringerung der Mortalität bei Brustkrebs, aber auch Kombinationen aus Krafttraining und Aerobic (Ficarra et al., 2022).

Die anregende Wirkung von Bewegung auf den Stoffwechsel reduziert die Kontaktzeit krebserregender Stoffe in Magen- und Darmtrakt.

Ein aktiver Lebensstil und der Verzicht auf krankmachende Stoffe wie Alkohol und Nikotin tragen einerseits zu einem gesünderen Lebenswandel und andererseits zu einer besseren Körperwahrnehmung bei. Die logische Konsequenz ist, besser mit dem eigenen Körper umzugehen, achtsamer und rücksichtsvoller zu sein.

In jedem Fall ist es wichtig, körperliches Training mit behandelnden Ärzten abzustimmen. Allerdings kann fast grundsätzlich gesagt werden, dass mehr Bewegung einen höheren Effekt hat. Das ist tatsächlich ein Paradigmenwechsel zu den früheren Leitlinien der Krebsbehandlung, der durch die Studienlage eindeutig untermauert wird.

Empfohlen wird ein Bewegungsumfang von 3-mal pro Woche jeweils 60 Minuten oder 5- bis 6-mal für etwa 30 Minuten. Gleichzeitig gilt es, Zeiten körperlicher Inaktivität wie beim Sitzen zu reduzieren, weil auch in ihnen ein erhebliches Risiko für Krebserkrankungen liegen kann (Friedenreich et al., 2021).

Merke

Es geht nicht nur um mehr Sport, sondern um eine grundsätzliche Reduktion des Bewegungsmangels im Alltag als zentralen Aspekt einer ganzheitlichen Vorsorge.

Kurz zusammengefasst

1. Bewegung und Sport sind sowohl bei der Verhinderung einer Krebserkrankung als auch im Sinne einer ergänzenden Therapie oder zur Reduzierung des Rückfallrisikos ein zentraler Baustein des eigenen Gesundheitsbeitrags.
2. Bewegung ist dabei am besten ein Begleiter im Alltag, bei dem sitzende Tätigkeiten reduziert und durch gezielte sportliche Einheiten, die durchaus intensiv sein sollen, ergänzt werden.
3. Trotz gesunder Lebensweise kann jeder Mensch von einer Krebserkrankung ereilt werden. Eine positive Einstellung zu sich selbst und eine gesunde Psyche haben ebenso ihren wichtigen Stellenwert, um das Krebsrisiko zu senken, wie Bewegung oder der Verzicht auf krebsfördernde Stoffe (Alkohol, Nikotin usw.).

16
BEWEGUNG BEI SCHMERZEN

„Sich bei Schmerzen zu schonen, ist wie bei Einsamkeit auf Überraschungsbesuch zu warten. Das geht selten auf …"

Jeder, der sich einmal akut verletzt hat und eigentlich gerne bewegt, stellt fest, dass beides zusammen nur schlecht funktioniert. Das gilt zumindest für die gewohnte Art, sich zu bewegen. Natürlich sind Schmerzen verschieden und es macht einen erheblichen Unterschied, ob sich ein Mensch gerade einen Knochen gebrochen, sich eine Schnittwunde zugefügt hat oder ob man unter unangenehmen Verspannungen oder Kopfschmerzen leidet. Ich gehe davon aus, dass der gesunde Menschenverstand ausreicht zu erkennen, wann medizinische Hilfe und Ruhe die besseren Alternativen sind als sportliche Betätigung.

Für viele unserer täglichen Zipperlein gilt nämlich, dass Bewegung guttut und Entlastung bringt. Sie entstehen unter anderem aus Fehlhaltungen oder Bewegungsmangel. In diesen Fällen werden sanfte Bewegungen, Dehnungen und teilweise weitergehende therapeutische Bewegungsmaßnahmen ein wichtiger Beitrag, die Schmerzen entweder möglichst schnell wieder loszuwerden oder mindestens kurzfristig abzumildern. Dabei kann die passende Herangehensweise einem diese Art von Schmerzen auch dauerhaft ersparen.

In dem Kontext spreche ich gern von mehr Bewegung und weniger Belastung. Diese Umschreibung ermöglicht es nämlich jedem persönlich zu erkennen, wann selbst wenig anspruchsvolle körperliche Tätigkeiten aufgrund der individuellen Leistungsfähigkeit und der aktuellen Verfassung zu anstrengend werden. Dann ist davon auszugehen, dass sie den Körper eher belasten und nicht dazu beitragen, weniger Schmerzen zu haben.

Viele unserer alltäglichen Schmerzen entstehen aus einer angespannten Muskulatur, die sich bei sanfter Bewegung und Dehnung zu entspannen beginnt. Bewegung fördert die Durchblutung, was sich auf diese Art von Schmerzen positiv auswirkt. Zudem produziert der Körper bei Bewegung eigene schmerzhemmende Stoffe, wie die Ausschüttung von Endorphinen.

Bei dauerhaften und stärkeren Schmerzen ist es angebracht, ärztliche bzw. therapeutische Expertise in Anspruch zu nehmen, um eine klare Diagnose und darauf basierend eine spezifische Vorgehensweise zu erörtern.

Merke

Schmerzen sind nie überflüssig oder einfach nur lästig, sie sind immer eine Sprache unseres Körpers, der auf diese Weise mitzuteilen versucht, dass wir unser Verhalten anpassen oder eine ungünstige Situation auflösen sollten.

Wer regelmäßig unter **Verspannungen im Nacken- und Halsbereich** leidet, sollte die Muskeln im Gesicht und am Hals stärker mobilisieren. Dazu können der Bereich an der Schläfe, die Kiefermuskeln und der Halswender (Muskelstränge an der Vorderseite) gedrückt werden. Ein Ball oder zwei Finger dienen als Massageinstrument, während die Muskeln am besten in Bewegung sind. Das heißt, dass beispielsweise der Mund geöffnet und geschlossen wird oder der Kopf jeweils zur Seite geneigt beziehungsweise gedreht wird (s. Halskuss).

Wer häufiger unter **Verspannungen im oberen Rücken und den Schultern** neigt, der sollte sich bewusst mit der möglicherweise verkürzten Muskulatur auf der Vorderseite der Brust beschäftigen. Der große Brustmuskel kann an einer Kante der Türzarge punktuell bearbeitet werden, wenn kein Tennisball oder ein ähnliches Instrument zur Verfügung steht. Bewusst öffnende Bewegungen, wie die Rückführung der Arme und das Öffnen der Brust, dehnen die verkürzten Muskeln der Vorderseite. Ebenso macht es Sinn, diese Art von Dehnung mit auf Brusthöhe abgespreizten Arme zu machen und dabei bewusst die Handflächen nach oben zu öffnen. Das entlastet den Bereich der Schultern (s. Brustöffnung). Wer häufiger unter **Rückenschmerzen** leidet, dem empfehle ich neben einer massiven Verringerung der Sitzzeiten die Dehnung der Hüftbeuger. Das kann vor einer Wand stehend erreicht werden. Die Handflächen werden einfach an die Wand oberhalb des Kopfes gelegt und ein Schritt Abstand zur Wand eingenommen. Jetzt kann der Kopf in den Nacken gelegt werden, während das Becken allmählich kontrolliert zur Wand geschoben wird (s. Wandgang).

Da Rückenschmerzen zu den häufigsten Schmerzen im Alltag gehören, wird im folgenden Kapitel gezielt darauf eingegangen. Denn viele Menschen greifen auf falsche Strategien zurück, die ihnen schaden oder das Problem verschärfen können.

Halskuss

Brustöffnung

Wandgang

Kurz zusammengefasst ☑

1. Für viele der alltäglichen Schmerzen ist eine verspannte Muskulatur verantwortlich. Diese profitiert von sanfter Bewegung, Mobilisation und Dehnung.
2. Da Schmerzen eine Sprache unseres Körpers sind, dürfen wir sie nie ignorieren. Statt sie als lästig und überflüssig abzutun, gilt es, ihre Ursache zu beheben und damit schmerzfrei zu werden.
3. Schmerzmittel können in Ausnahmefällen kurzfristig Abhilfe schaffen. Allerdings sollten wiederkehrende Schmerzen auf andere Weise gelindert werden. Schmerzmittel bekämpfen schließlich immer nur das Symptom und beseitigen nie die Ursache.
4. Ein immobiler und überwiegend sitzender Alltag bringt den gesamten Haltungsapparat in ein Ungleichgewicht. Dies ist Nährboden für Schmerzen und Fehlstellungen. Wer dann mit noch mehr Ruhe und Schonung reagiert, handelt ähnlich sinnvoll wie ein Mensch, der Bremse und Gaspedal gleichzeitig betätigt.
5. In Bewegung produziert der Körper selbst schmerzstillende Stoffe, die in Kombination mit angemessener Bewegung der schmerzauslösenden Ursache entgegenwirken können. Hier ist in der Bewegung selbst abermals die Medizin inbegriffen.

17 BEWEGUNG BEI RÜCKENSCHMERZEN

„Schmerzen sind eine Sprache unseres Körpers. Höre ihm zu und geh' es an!"

Ein Großteil der Menschen in unserer Gesellschaft leidet mindestens einmal im Leben anhaltend an Rückenschmerzen. Statistisch betrachtet, hatten 61,3 % in den vergangenen 12 Monaten Rückenschmerzen, wie die Ergebnisse der Krankenlast-Studie BURDEN 2020 zeigen (Von Der Lippe et al., 2021). Für viele gilt, dass ihre Schmerzen wiederkehrend sind, weil sie die Ursache für ihr Problem nicht beheben. Dazu zählt auch, dass Entzündungen als wichtiger Bestandteil des Heilungsprozesses in der Regel durch falsches Verhalten nie im Sinne einer vollständigen Reparatur abgeschlossen werden. Es kommt immer wieder zu Schmerzen und Einschränkungen. Damit dürfte klar sein, dass Betroffene sich nicht nur mal verhoben oder körperlich zu intensiv gearbeitet haben, sondern dass es sich um chronische Auslöser handelt.

Das Erste, was ich jedem Menschen mit Rückenschmerzen empfehle, ist, sich zu fragen, ob diese gerade akut oder chronisch sind und – sofern sie chronisch auftreten – ob es sich um ein wiederkehrendes oder dauerhaftes Problem handelt.

Für die meisten Menschen mag es eine gute Nachricht sein, dass nur eine kleine Minderheit mit Rückenschmerzen ein anatomisches Problem hat. Das heißt, dass beispielsweise entweder Wirbel gleiten, die Bandscheiben beschädigt oder die Nervenkanäle zwischen den Wirbelkörpern zu eng sind und es dadurch zu Reizungen an den Nerven kommt. Es kommt selten vor, dass die Wirbelsäule eine unnatürliche Verformung hat und/oder, wie bei einer Skoliose, eine seitliche Schwingung aufweist. In den meisten Fällen scheinen wir Menschen uns nicht angemessen zu verhalten, um ein Konstrukt zu pflegen, das über Jahrtausende hinweg die menschliche Spezies zu dem gemacht hat, was sie heute ist und womit sie überhaupt ihr Überleben sichern konnte.

Unsere Wirbelsäule erfüllt herausfordernde Aufgaben: Sie muss zum einen ein stabiles, starkes Konstrukt sein und zum anderen eine ganze Menge an Bewegung zulassen und dafür flexibel sein. Wofür die Wirbelsäule und die sie umgebenden Strukturen allerdings nie gemacht wurden, ist zum Sitzen. Leider sitzen Menschen hierzulande teilweise mehr als 85 % ihrer täglichen Wachzeit ab. Dabei werden die Wirbelsäule, Wirbelkörper, Bandscheiben, Bänder und tiefliegende Muskeln sehr einseitig und teilweise stark verschlissen. Diese Veränderungen gehen irgendwann so weit, dass sich der gesamte Halteapparat deformiert hat und nicht mehr in die ursprüngliche Form (Doppel-S-Schwingung) zurückkommt.

Kannst du dir vorstellen, dass das Schmerzen verursacht? Klar! Allerdings entstehen Schmerzen nicht ausschließlich aus einem körperlichen Unbehagen, sondern auch aus psychischem Stress. Als ob Bewegungsmangel und Dauersitzen nicht genug sind, gesellt sich Stress bei vielen Menschen im Alltag dazu. Leider viel zu anhaltend und ohne ausreichende Regeneration.

Genau darin stecken das Problem und die Ursache vieler Rückenschmerzen. Wir nutzen unseren Körper nicht mehr für das, wofür er gemacht worden ist, nämlich für Bewegung. Wir laufen oder gehen immer weniger so, wie es unsere Wirbelsäule eigentlich optimal in Bewegung halten würde. Stattdessen hocken wir rum, krümmen uns, ziehen uns immer weiter nach vorne, rollen uns ein und verkümmern dadurch. Den Stress in unserem Alltag gedenken wir einfach auszusitzen ... Das hat wenig Aussicht auf Erfolg, wie die Gesundheits- und Bewegungsstatistiken zeigen. Die Corona-Zeit hat unsere Immobilität noch einmal massiv ansteigen lassen. Ausgangsbeschränkungen und Homeoffice haben das ohnehin weit verbreitete bedenkliche Bewegungsausmaß zusätzlich reduziert. Hinzu kommt, dass Aspekte wie Stress, Ängste oder Sorgen in dieser Zeit aus den unterschiedlichsten Gründen rasant zugenommen haben. Wie im vorherigen Kapitel beschrieben, sind Schmerzen erst einmal ein

Signal unseres Körpers. Schmerz ist die Sprache, die unser Organismus beherrscht, um uns mitzuteilen, dass etwas nicht in Ordnung ist und dass wir reagieren sollten. Ein Hinweis, der nicht dazu auffordert, eine Schmerztablette einzuwerfen, um Rückenschmerzen zu übertünchen, sondern es ist die Einladung für eine Verhaltensänderung.

Es kann zugegebenermaßen angebracht sein, bei akuten Rückenschmerzen auf ein Schmerzmittel zurückzugreifen, um das Unbehagen abzumildern. Eine dauerhafte Lösung ist es aber nie.

Starke und anhaltende Rückenschmerzen sind kein persönliches Experiment zur Selbstheilung. In solchen Fällen ist es sinnvoll, einen Experten oder eine Expertin (Arzt/Ärztin des Vertrauens, Physiotherapeut:in, Osteopath:in oder Chiropraktiker:in) aufzusuchen, d. h. einen Menschen mit sehr gutem funktionellem Verständnis vom Bewegungsapparat.

Wenn Schmerzen dauerhaft auftreten und nichts unternommen wird, dann macht der Betroffene alles falsch. Möglicherweise wird irgendwann sogar der eigentliche Schmerz oder Schmerzauslöser nicht mehr existieren und trotzdem bleiben die Schmerzen, weil die gereizten Nervenenden weiter feuern. Dann spricht man vom sogenannten Schmerzgedächtnis.

Es gilt aktiv zu werden, selbst etwas zu unternehmen und unter Umständen zusätzlich professionelle Hilfe in Anspruch zu nehmen. Es bleibt der Grundsatz, mehr zu bewegen und gleichzeitig weniger zu belasten, als wesentliche Richtschnur. Wer meint, dass er oder sie sich jetzt besonders entspannen, zurücklehnen und schonen sollte, tut dem Körper keinen Gefallen. Weder wird die Muskulatur besser durchblutet noch werden die angespannten und schmerzenden Muskeln gelockert.

Da Rückenschmerzen oftmals Resultat einer hohen Muskelspannung sind, ist es nicht sinnvoll, die angespannte Muskulatur noch zusätzlich zu kräftigen. Wenn beispielsweise der Rückenstrecker schon sehr angespannt ist, strapaziert ein Krafttraining diese Muskeln nur zusätzlich. Ganz so, als würde man einen an die Grenze gespannten Bogen, der bereit ist, den Pfeil abzuschießen, noch weiter versuchen zu spannen. Irgendwann gibt das Material möglichweise sogar nach und nimmt Schaden. Deswegen ist die pauschale Aussage, ein schmerzender Rücken sei zu kräftigen, schlicht falsch. Stattdessen gilt meine Empfehlung, dich sanft zu bewegen, dich zu mobilisieren, die Durchblutung anzuregen, mit wenig Kraft bewusst mal rückwärts gerichtete öffnende Bewegungen zu machen. Das können zu Beginn nur hundert Schritte rückwärts sein. Denn genau das vernachlässigen wir oft im Alltag. Wir kauern auf unseren Stühlen, wir rollen uns in Richtung Monitor und Tastatur ein, wir hängen gebeugt vor unseren Smartphones und anderen technischen Geräten und am Abend lümmeln wir auf der Couch. Natürlich ist das alles etwas, was die Vorderseite der Muskulatur verkürzen lässt, während unsere Rückenmuskulatur und sogar unsere gesamte hintere Muskelkette ausgeleiert wird.

> Was passiert im Körper durch häufige Smartphone-Nutzung?

In aller Regel halten die meisten ihr Smartphone ungefähr auf Brusthöhe. Um auf das Display zu schauen, senken sie den Kopf mit dem Kinn zur Brust. Dies löst eine Verschiebung der Halswirbelsäule nach vorne aus. In der Folge lastet auf einzelnen Halswirbelkörpern nicht mehr das durchschnittliche Gewicht des Kopfes von etwa fünf Kilogramm, sondern für jede zusätzlichen zweieinhalb Zentimeter nach vorne erhöht sich das Gewicht auf diese neuralgischen Punkte in der Halswirbelsäule um weitere fünf Kilogramm. Nur sieben Zentimeter resultieren in etwa 20 Kilogramm auf einer einzigen filigranen Struktur.

Eine gut ausgerichtete Halswirbelsäule trägt die fünf Kilogramm des Kopfes bedenkenlos, aber die Haltung zum Smartphone hin ist für den Körper Folter. Würde diese Fehlhaltung wenige Minuten pro Tag vorkommen, ließe sich darüber hinwegsehen. Doch die Halswirbelsäule ist dieser Tortur täglich über Stunden ausgesetzt. Was sich anfangs in Nackenverspannungen äußert, erwächst allmählich zu einer manifestierten Fehlhaltung, bei der sich nicht nur der gesamte Haltungsapparat nach vorne rundet, sondern auch Bandscheibenvorfälle entstehen können. Um die starke Last der vorgeschobenen Halswirbelsäule samt Kopf zu tolerieren, wirft der Körper irgendwann seinen „Rettungsanker“ aus, indem er am Rücken auf Höhe der Brustwirbelsäule einen Buckel mit einer Art

„Fett-Knorpel-Ansammlung“ aufbaut. Dieser soll als Gegengewicht und Sicherung dienen. Natürlich ist das weder gesund noch besonders ansehnlich.

Die Muskulatur wird überdehnt, die Bandscheiben werden einseitig gequetscht und die Sehnen teilweise grenzwertig gespannt. Im Alltag vieler Menschen ist diese Körperhaltung samt Smartphone heute zu über 80 % dominant – so beim Sitzen im Büro oder Homeoffice, Chillen auf der Couch, am Mittagstisch, im Bus, im Auto oder Flugzeug und selbst beim Warten am Bahnsteig. Manchmal sogar bis kurz vorm Schlafen ...

Mir liegt daran, vor den absehbaren Folgen für unseren Bewegungs- und Haltungsapparat durch den Sitzalltag zu warnen, denn er beschädigt die Strukturen und verändert darüber hinaus das natürliche Bewegungsverhalten, weil Muskeln einseitig verkürzt werden, Gelenke plötzlich an einer Stelle zusätzlichen Spielraum bekommen und an anderer Stelle an Beweglichkeit einbüßen, weil Bänder und Sehnen ausleiern. Es geht darum, bei Rückenschmerzen den Spannungsgrad im Körper durch Bewegung zu vermindern, Schonung ist da absolut kontraproduktiv. Aber arbeite dich nicht in den Schmerz hinein, sondern mobilisiere dich sanft, um die Spannung in der Muskulatur zu reduzieren.

EINFACHE MOBILISATIONSÜBUNGEN FÜR ZWISCHENDURCH

- Gehe ein paar Minuten rückwärts, um die Spannungsverhältnisse im Vergleich zum Alltag umzukehren.
- Roll dich im Wechsel vorsichtig ein und richte dich im Anschluss wieder komplett auf.
- Öffne die Arme mit den Handflächen nach oben, ziehe deine Handflächen nach hinten.
- Dehne deine Hüftstrecker, indem du die Ferse ans Gesäß zieht und den Oberschenkel so weit wie möglich nach hinten schiebst. Halte dabei den Bauch angespannt, um den Rücken flach zu halten (Hohlkreuzstellung unterbinden).

- Dehne die Oberschenkelrückseite, indem du ein Bein nach vorne streckst, die Ferse auf den Boden stellst und die Fußspitze anziehst. Dann neigst du dich mit geradem Rücken nach vorne. Atme dabei tief und gleichmäßig. Achte auf die Widerstände deines Körpers und gib ihm Zeit, nach einem Moment der nachlassenden Spannung ein kleines Stück tiefer zu kommen. Der Körper wird merken, dass er loslassen kann, und die Anspannung Schritt für Schritt reduzieren. Erst wenn eine neue Instabilität und Haltungsfehler auftreten, reagiert er erneut mit der Schon- oder Schutzhaltung.

Aus meiner Sicht sollte der Fokus darauf gerichtet sein, die **Rumpfmuskulatur** zu kräftigen, denn dieser Bereich ist häufig bei Menschen vernachlässigt. Selbst ambitionierte Hobbysportler und Profiathleten können hier Defizite haben, weil sie beispielsweise trotzdem zu viel sitzen. Eine eingeschränkte Hüftbeweglichkeit und verkürzte, mehrgelenkig über die Hüfte verlaufende Muskeln führen dazu, dass diese schon im Stand anfangen zu spannen, und können die Körperhaltung am schwächsten Glied in der Kette aus dem Lot ziehen, wie beispielsweise im unteren Rücken (u. a. Hohlkreuz).

Viele Menschen tendieren dazu, ins **Hohlkreuz** zu gehen, weil das ihr Verständnis von einer aufrechten Körperhaltung ist und weil manche Anleitungen hierzu missverständlich sind. Das Missverständnis führt dazu, dass das Becken so weit nach hinten gekippt wird, wie es geht, und nicht versucht wird, bewusst und aktiv den Rumpf zu stabilisieren, die Drehkräfte der Hüftmuskeln und die Spannkraft der Gesäßmuskulatur zu nutzen, die als wichtige Muskelgruppe die Wirbelsäule stabilisieren. Ziel ist, gute Techniken anzuwenden und den Rücken damit langfristig zu entlasten. Für das Verständnis von Spannung im Körper ist es wichtig zu sehen, dass diese nicht nur mit der Muskulatur zu tun hat, sondern auch mit den Faszien (Bindegewebe) (s. S. 75 ff.).

Ich kann dir versprechen, dass du durch angemessene Bewegung, eine gute Stabilisierung und Haltungsschulung in den meisten Fällen mit Rückenschmerzen nichts mehr zu tun hast. Eine Haltungskorrektur ist allerdings oft die Basis.

Sollte die **Kräftigung des Rumpfes** in Bewegung zunächst schmerzhaft oder unangenehm sein, kann auf statische Kraftübungen zurückgegriffen werden, beispielsweise im Unterarmstütz. Etwas einfacher und trotzdem äußerst wirkungsvoll für die querverlaufende Bauchmuskulatur ist es, im Vierfüßlerstand die Knie ganz leicht vom Boden anzuheben. Einige Millimeter Abstand vom Boden genügen, um die wichtige Spannung aufzubauen und damit eine Kräftigung unter kontrollierten Bedingungen durchzuführen. Dabei befinden sich Hände unterhalb der Schultern und Knie unterhalb der Hüfte. Es reichen anfangs kurze Anspannungen für wenige Atemzüge, um eine gute Kräftigung zu erzielen und gleichzeitig behutsam vorzugehen.

Ein weiterer wichtiger Schritt ist die **Kräftigung der Gesäßmuskulatur**. Sie erfüllt eine zentrale Aufgabe bei der Stabilisation der Wirbelsäule und dient als Entlastung beim Heben. Eine einfache Übung zur Kräftigung ist, den Po „zusammenzukneifen", was sich beispielweise beim Warten in der Schlange an der Supermarktkasse machen lässt. Alternativ dazu stellt die Außenrotation der Oberschenkel eine gute Gesäßkräftigung dar. Dies kann entweder mit einem elastischen Trainingsband oder gegen den Druck der Handflächen durchgeführt werden, die versuchen, die Knie im Sitzen nach innen zusammenzudrücken. Zusammen mit einer gut gekräftigten Beinmuskulatur, die es ermöglicht, rückenschonend in die Knie zu gehen, wird der Rücken von unten gesichert.

Nun greift das alles erst dann reibungslos ineinander, wenn eine gute technische Ausführung beherrscht wird und vom Bewegungsapparat auch durchgeführt werden kann (Stichwort: Muskelverkürzungen). Vom einfachen Stehen bis zum komplexeren Vorneigen des Rumpfes und der Kniebeuge ist auf eine **korrekte Technik** zu achten.

Richtiges Heben

Unser Körper und der Rücken sind robust, wenn Stabilität und Flexibilität ausgewogen sind und eine korrekte Nutzung vorliegt. Leider trifft das auf viele Menschen und etliche Alltagssituationen nicht zu, was dazu führt, dass der Rücken irgendwann sein Leid klagt. Ob plötzlicher Hexenschuss oder eine Bewegungseinschränkung

Richtige Kniebeuge

beim Bücken, meist sind vorher Grundregeln der richtigen Bewegung missachtet worden.

Zum Schutz des Rückens sind dauerhaftes Sitzen und einseitige Körperhaltungen zu vermeiden. Da dies nicht immer gelingen kann, sollten einseitige Belastungen und sitzende Tätigkeiten so oft wie möglich unterbrochen, zumindest häufiger die Sitzhaltung verändert werden. Insbesondere Menschen wie z. B. Zahnärzte, deren Arbeitshaltung keine physiologische Wirbelsäulenposition ermöglicht, brauchen regelmäßig im Alltag **Gegenbewegungen, um den Haltungsapparat zu entlasten** und sicherzustellen, dass sich der Körper nicht an die falsche Haltung anpasst und dabei verschleißt (Saccucci et al., 2022). Wer kann, dreht sich wenigstens abwechselnd in die umgekehrte Richtung, was natürlich nicht immer – vor allem nicht bei feinmotorischen Fertigkeiten – möglich ist.

> Sequenz zur idealen Ausrichtung der Wirbelsäule

Sinnvoll ist es stets, Ausgleich zu schaffen und die korrekte Körperhaltung zwischendurch einzunehmen, um dieses Muster immer wieder zu programmieren. Dazu kannst du folgende Sequenz durchführen:

Körperhaltung

1. Stelle dich hüftbreit hin, am besten barfuß oder mit flachem Schuhwerk.
2. Spanne dein Gesäß an. Am einfachsten ist, es einmal so fest wie möglich anzuspannen und die Spannung dann auf etwa 10–20 % zu reduzieren. Diese Spannung kannst du dauerhaft halten.
3. Schraube deine Füße im Uhrzeigersinn in den Boden. Da deine Füße beim Tragen eines festen Schuhwerks oder barfuß unter

dem Körpergewicht nicht einfach nach außen drehen, wirkt die Kraft des Drehmoments als Stabilisation der Hüfte nach oben. Die zusätzliche Stabilität im unteren Rücken ist bei korrekter Durchführung direkt spürbar.

4. Spanne deinen Bauch nach dem gleichen Prinzip wie beim Gesäß an. Am Ende ist eine dauerhafte Spannung von 10–20 % die zuverlässigste Sicherung deines Rückens. Stell dir vor, du willst den Bauchnabel Richtung Becken ziehen, als ob du dich bei einem Crunch einrollen willst. Atme so oft wie möglich in den Bauchraum, sprich: Nutze die natürliche Bauchatmung mithilfe deines Zwerchfells.
5. Rotiere deine Hände daumenwärts nach außen. Bei angelegten Armen würde dies bedeuten, dass die Handflächen entweder zum Bein oder sogar nach vorne zeigen. Um die Veränderung anfangs am besten zu spüren, macht es Sinn, die Arme auf Brusthöhe seitlich abzuspreizen. Wenn du jetzt die Handflächen nach oben öffnest, merkst du, wie in der Schulter Raum entsteht und im Oberkörper eine Aufrichtung erfolgt.

Die Abfolge funktioniert am besten im Stehen. Bei einer Ausführung im Sitzen würdest du feststellen, dass einige Muskeln in dieser Körperhaltung ihre Funktion gar nicht richtig ausüben können. Stell dir daher immer vor, dass jede Bewegung und jede intensivere Form einer körperlichen Anstrengung ohne korrekte Haltung ähnlich sind wie das Vorhaben einen Sportwagen, mit angezogener Handbremse (maximal) zu beschleunigen. Es funktioniert nicht gleichzeitig und geht mit hohem Verschleiß einher.

Kurz zusammengefasst

1. Der persönliche Einfluss auf Rückenschmerzen ist enorm groß. Als Sprache des Körpers kann dieses Signal als Einladung zur Verhaltensänderung verstanden werden.
2. Mit sanften Bewegungen, Rückwärtsgehen, Dehnung der Muskeln an der Brust, den Hüftbeugern, des Gesäßes und der Oberschenkelrückseite sowie häufiger Mobilisation können die Schmerzen reduziert werden, indem die Spannung in der betroffenen Muskulatur reduziert wird.
3. Falsche Körperhaltungen, einseitige Belastungen und anhaltendes Sitzen sind für den Körper und insbesondere die Wirbelsäule wie „Gift". Der gesamte Bewegungsapparat passt sich an die falsche Haltung an und verstärkt damit den Abnutzungseffekt.
4. Die korrekte Haltung sollte, wie in der Sequenz oben beschrieben, so oft wie möglich ausgeführt und damit als Haltungsmuster „programmiert" werden.

„Wer im Leben etwas bewegen will, fängt am besten bei sich selbst an."

— Ben Baak

Mein Versprechen an Dich als Leser:in dieses Buches: Gemeinsam können wir auch in Deinem Leben viel bewegen! Hierzu biete ich Dir meine Unterstützung an, denn zusammen geht vieles leichter.

Begleite mich bei exklusiven Veranstaltungen und kleinen persönlichen Gesprächsrunden, die alle ein **gemeinsames Ziel verfolgen:** →

HÖRBUCH GESCHENKT!

Danke, dass du dich für mein Buch entschieden hast!

Es ist mir ein besonderes Privileg, dich auf deinem Weg der Veränderung zu unterstützen. Wenn du den Mehrwert und deine Erkenntnisse, die du beim Lesen des Buches erlangt hast, weitergeben und mit anderen teilen möchtest, würde ich mich freuen, wenn du auf **www.amazon.de** eine persönliche Buchrezension hinterlässt.

Als Dankeschön mein Geschenk an dich:

DAS HÖRBUCH ZUM BUCH!

Auf der Rückseite zeige ich dir, wie es funktioniert! 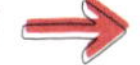

1. Verschaffe dir einen Eindruck vom Buch. Beschreibe, welche Mehrwerte es dir liefert und wo du profitieren konntest.
2. Öffne den Buchtitel auf *www.amazon.de* und hinterlasse deine Bewertung (nutze dafür den untenstehenden den Link oder den QR-Code).
3. Kopiere die URL oder sende einen Screenshot deiner Rezension per Mail an: *autor@benbaak.de*
4. Anschließend erhältst du deinen persönlichen Gutschein-Link zum Hörbuch.
5. Mit Einlösen des Gutscheins kannst du das Hörbuch kostenlos in meiner App *Dr Ben Baak* oder über die Plattform genießen.

Herzlichen Dank für deine Unterstützung!

https://go.benbaak.de/amazon-bewegung

18
FASZIEN UND BEWEGUNG

„Mit den Faszien ist es wie mit unseren Haaren. Wenn wir sie nicht pflegen, dann verknoten sie oder verfilzen sogar. Allerdings kommt es weder auf das Glätteisen noch auf teure Pflegeprodukte an…"

Wie ein feines Spinnennetz durchziehen Faszien, auch als Bindegewebe bezeichnet, unseren gesamten Organismus. Kein Gewebe kommt ohne die Hüllen, die wie eine Folie alles umspannen, aus. Würde eine Person Knochen, Haut und Muskeln ablegen und nur das Bindegewebe bliebe zurück, würde man ihre Gestalt immer noch wiederkennen.

Früher wurde das Bindegewebe bei Operationen weggeschnitten, wenn es im Weg war. Große und schlecht verheilte OP-Narben blieben zurück und konnten fortan Probleme bereiten. Denn das Fasziengewebe trägt nicht nur dazu bei, dass Kräfte von Muskeln auf Sehnen und Knochen übertragen werden, sondern ist durchzogen mit Blutgefäßen und Nerven. Jüngere Erkenntnisse der Forschung am lebenden Menschen glichen einer Sensation, als sie zeigten, dass es sich bei dem Fasergewirr um eine schwammartige Struktur handelt, die mit Flüssigkeit gefüllt ist. Ihre Verbindung zum Lymphsystem legt dabei nahe, dass sie Teil des Immunsystems ist (Benias et al., 2018). Genau deshalb liegt es ähnlich wie beim Herzen oder dem Verdauungstrakt auf der Hand, dass Bewegung wichtig ist, um das Flüssigkeitssystem gesund zu halten.

Darüber hinaus konnten Wissenschaftler nachweisen, dass das Fasziengewebe ähnlich viele oder gar mehr Nervenenden besitzt als die Haut (Corniani & Saal, 2020). Etwa 250 Millionen sind es bei einem Erwachsenen. Die in unterschiedlichen Schichten angeordneten Faszien weisen in der Sensorik verschiedene Eigenschaften auf. Nerven der oberflächlichen Faszien reagieren vor allem auf Druck, Temperatur und Bewegung. Die tiefliegenden Faszien hingegen sind auf Propriozeption spezialisiert, also die Kontrolle der Körperlage im Raum. Sie können Schmerzen wahrnehmen, die sogenannte Nozizeption (Mense, 2019). Es ist naheliegend, dass tiefe Schnitte und schlechte Heilung deutliche Einschränkungen für viele dieser wesentlichen Aspekte bedeuten.

Faszien reagieren auf Bewegungsmangel, Altersprozesse, Krankheiten (u. a. Diabetes), Operationen, unzureichende Flüssigkeitszufuhr, schlechte Ernährung und psychischen Stress (Pavan et al., 2014). Unter ungünstigen Voraussetzungen wird aus dem filigranen Spinnennetz ein verfilzter Teppich und die enthaltene Flüssigkeit könnte im übertragenen Sinne zu einer „stinkenden Jauche" werden. Manche Untersuchungen sprechen sogar von einem unbeweglichen Block, der durch Verklebungen hervorgerufen werden kann. Die in mehreren Gewebeschichten übereinander liegenden und weit verzweigten Netzwerke verlieren dann ihre wichtigen gleitenden Eigenschaften (Langevin & Huijing, 2009). Ein ungünstiger Lebensstil befördert daher neben Schmerzen und Bewegungseinschränkungen das Verletzungsrisiko aufgrund der „Versteifung" des Fasziengewebes. Außerdem scheint das Netzwerk enorme Kommunikationseigenschaften über die Faszienstruktur hinaus zu besitzen (Langevin et al., 2011).

Ja, du liest richtig, auch Stress hat Einfluss auf die Faszien (Schleip & Klingler, 2019). Stresshormone sorgen dafür, dass die Spannung (Kontraktilität) in Faszien stark zunimmt. Dies unterstreicht, wie in diesem wichtigen Gewebe im Körper, unabhängig von Muskeln, eine Dynamik hervorgerufen werden kann – und zwar in Richtung Verspannungen und damit verbundener Schmerzen. Untersuchungen zeigen, dass die Fibroblasten als Teil der Faszien sich in Myofibroblasten umwandeln, was infolge von Entzündungsreaktionen geschieht und oft bei Gelenkproblemen vorliegt (Schleip et al., 2019). Besonders spannend ist bei der Reaktion, dass Adrenalin die entzündliche Substanz TGF-Beta begünstigt, die in den Faszien bei einer akuten Stresssituation binnen Stunden die Steifigkeit erhöht. In der Folge sind Faszien viermal so stark und kontraktionsfähig. Da gerade im Bereich des unteren Rückens eine sehr große Faszie liegt, die fascia thoracolumbalis, dürfte der Zusammenhang zwischen Stress und Rückenschmerzen auf der Hand liegen.

Kein Problem, so denkst du. Vor einigen Jahren kam in Deutschland der Hype um die Faszien an und, damit verbunden, gab es gleich Faszienrollen, Faszienbälle und was es sonst noch alles gibt. Menschen nahmen an Kursen teil und rollten sich oft 60 Minuten lang mit schmerzverzerrtem Gesicht überall am Körper über die verschiedenen Gegenstände. Das ist nicht immer sinnvoll und bei Weitem nicht das Einzige, was Faszien brauchen, um gesund zu bleiben. Denn wenn ein hoher Reiz von außen auf den Körper wirkt und ein stechender Schmerz entsteht, dann macht der Muskel „zu" (spannt an), um vor Verletzungen zu schützen. Wer dann in den Schmerz „hineinarbeitet", um Spannungen zu reduzieren, könnte unter Umständen zum gegenteiligen Effekt gelangen. Ich spreche daher von „Wohlweh" und setze unter dieser Vorgabe Methoden der Massage und Triggerpunktstimulationen ein, aber immer ohne Tränen oder schmerzbedingt Schweißausbrüche auszulösen.

Der Nutzen langandauernder Faszienmassage ist wissenschaftlich nicht bestätigt. Nach etwa 10 Minuten Faszienmassage scheint der ganzkörperliche Effekt sein Limit erreicht zu haben. Dies hängt mit den biochemischen Prozessen zusammen, die ausgelöst werden. Das bedeutet nicht zwingend, dass es über eine längere Dauer schädlich wird, aber der Effekt wird eben geringer. Daher eine Einheit zur Faszienmassage lieber kürzer gestalten und dafür häufiger stattfinden lassen. So könnte eine Pause von etwa sechs Stunden zwischen den Einheiten sinnvoll sein. Pro Körperpartie oder -segment bieten sich Massagedauern von 1 ½ bis 3 Minuten an. Immer wieder gilt Qualität vor Quantität.

Eine Faszienmassage mit dem Ziel, Verklebungen und Verspannungen zu reduzieren, sollte möglichst langsam erfolgen. Natürlich gibt es viele Methoden und unterschiedliche Hilfsmittel, aber der Grundsatz bleibt bestehen.

Ich rate zur Vorsicht, mit teilweise knochenharten Materialien über knöcherne Strukturen zu rollen, wie beispielsweise über die Wirbelsäule. Wer über einen gut gekräftigten Rückenstrecker mit seinen zwei Muskelsträngen links und rechts am Rücken neben der Wirbelsäule rollt, für den ist es unbedenklich, in Rückenlage mit vollem Körpergewicht auf einer festen Rolle zu arbeiten. Wer diese kräftigen Muskeln nicht hat, der rollt im Zweifel über die knöchernen Strukturen der Dornfortsätze wie über ein Kopfsteinpflaster. Das kann Schäden hervorrufen. Eine weichere Rolle wäre dann die bessere Alternative.

Faszienmassage war und ist in aller Munde. Aber das ist nur die halbe Miete für ein gesundes Bindegewebe. Faszien benötigen auch schnellkräftige Reize. Damit sind ballistische Bewegungen gemeint, die beim Springen oder Werfen auftreten und das FOX-Training zu einem idealen Faszientraining werden lassen. Erreicht werden kann dieser Effekt ohne Hilfsmittel, wenn beispielsweise die Arme etwas unterhalb der Brust seitlich vom Körper nach hinten geführt werden, die Handflächen nach vorne zeigen und mit kurzen schnellen Bewegungen möglichst weit nach hinten beschleunigt werden – wohlbemerkt gut dosiert und mit eigener Muskelkraft erzeugt. Dies erhält die außergewöhnlichen Übertragungseigenschaften der Faszien für muskuläre Reize und sichert die Beweglichkeit. Allerdings ist dieses Vorgehen in den seltensten Fällen Teil des Faszientrainings, kann aber wie die Faszienmassage in wenigen Minuten und ausgewählten Körperregionen eingesetzt werden. So zwischendurch als Unterbrechung der Schreibtischarbeit oder auf dem Rastplatz bei längeren Autofahrten. Auch abends auf der Couch oder für ein paar Minuten als Begleitung des Fernsehprogramms können die Faszien ohne großen Aufwand gepflegt werden.

Da aktuelle Studien den Einfluss des Dehnens auf die Faszien als positiv beleuchten konnten, widme ich dem Dehnen ein eigenes Kapitel (s. S. 133 ff.).

Kurz zusammengefasst

1. Faszien profitieren von langsamer Massage und schnellkräftigen Bewegungen.
2. Eine Faszienmassage darf spürbar sein, aber nie richtig schmerzhaft. Wenn das der Fall ist, sollte der Druck reduziert oder eventuell auf weichere Hilfsmittel zurückgegriffen werden.
3. Die Pflege der Faszien durch Bewegung ist sinnvoll. Darüber hinaus spielen ausgewogene Ernährung, ausreichende Flüssigkeitszufuhr und Stressreduktion eine wichtige Rolle.
4. Du kannst deinen Faszien zwischendurch am Schreibtisch etwas Gutes tun oder abends für ein paar Minuten beim Fernsehen/Lesen.
5. Am meisten profitiert dein Körper von etwa 3 Minuten in einzelnen Regionen und insgesamt bis zu 10 Minuten am Stück.

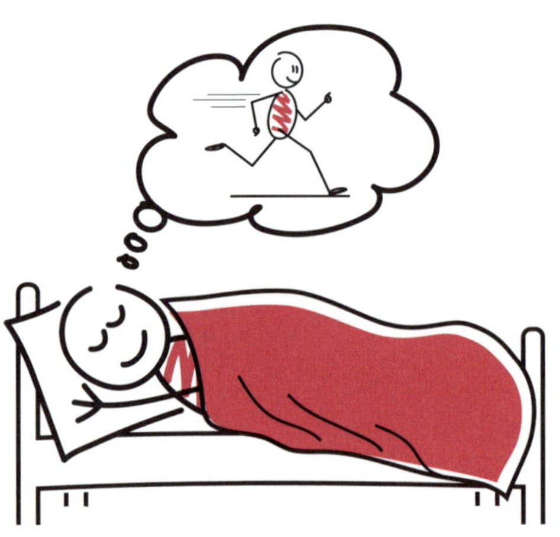

19
BEWEGUNG UND SCHLAF

„Erholsamer Schlaf beginnt schon am Tag."

Der Einfluss von Bewegung und Schlaf ist bidirektional: Die nächtliche Ruhe wird durch Bewegung gefördert und umgekehrt können Bewegung und körperliche Leistung durch guten Schlaf verbessert werden. Hier geht es um die Effekte von Bewegung auf den Schlaf.

Untersuchungen haben eindeutig belegt, dass körperliche Aktivitäten über den Tag, im Grunde in jeder Form, die nächtliche Erholung begünstigen (Sejbuk et al., 2022). Schlafqualität und Schlafdauer können gefördert werden (Ezati et al., 2020; F. Wang & Boros, 2021). So kann es gelingen, schneller einzuschlafen und weniger nächtliche Wachzeiten zu haben, was die Schlafdauer erhöht. Die Qualität des Schlafs wird durch mehr Leicht- und Tiefschlafphasen gesteigert. Dabei geht es in erster Linie nicht darum, nicht einschlafen zu können, was sich eher auf die Quantität auswirken würde, sondern um unbemerkte Wachphasen.

Bewegung mindert zudem das Stresslevel, wirkt ohne große Leistungserwartungen an einen selbst entspannend und kann damit einem möglichen „Grübelmodus", der Menschen oft ereilt, wenn sie zur Ruhe kommen möchten, vorbeugen. Dies wurde bereits im Zusammenhang mit der Verschiebung der Hirnaktivität, weg vom präfrontalen zum motorischen Kortex, beschrieben (s. S. 44). Zudem konnte der positive Einfluss auf Cortisollevel und Schlaf nachgewiesen werden (De Nys et al., 2022).

Darüber hinaus begünstigt die Zunahme der Aktivität des Parasympathikus, der Bremse des autonomen Nervensystems, die Erholung im Schlaf, was aufgrund gleichförmiger und ausdauerorientierter, aber auch kurzer, knackiger Bewegungseinheiten zum Zuge kommen kann.

Während intensiver körperlicher Bewegung hingegen übernimmt der Sympathikus, das Gaspedal des autonomen Nervensystems, das Kommando. Für eine gute körperliche Leistungsfähigkeit ist das von Vorteil, in Bezug auf die Schlafqualität und das allgemeine Zur-Ruhe-Kommen allerdings von Nachteil. Für die meisten Menschen und insbesondre solche, die Schwierigkeiten beim Einschlafen haben, gilt daher, dass kurz vor der geplanten Bettruhe ein ungünstiger Zeitpunkt für intensive körperliche Bewegung ist. Die Angaben zu den Vorlaufzeiten zum Nachtschlaf schwanken allerdings. Neuere Publikationen aus einer Übersichtsarbeit legen nahe, dass Sport den Schlaf begünstigt, wenn dieser zwei Stunden vorm Zubettgehen abgeschlossen ist, während spätere intensive Einheiten einen negativen Einfluss auf die Schlafqualität haben (Frimpong et al., 2021). Dabei geht es nicht um moderate Bewegung wie Spaziergänge, Mobilisation, Dehnung oder Yoga, sondern um intensives Sporttreiben (Stutz et al., 2019). Die dadurch erhöhte Herzfrequenz braucht länger, um sich in der Nacht abzusenken, und die biochemischen Prozesse, die durch intensive körperliche Aktivitäten ausgelöst wurden, beschäftigen den Organismus und können deshalb ebenfalls störend für die Erholung sein. Wer aufgrund seiner Arbeitszeiten erst später am Tag Sport treiben kann und unter Schlafproblemen leidet, sollte daher statt einer harten Trainingseinheit lieber einen entspannenden Abendspaziergang unternehmen, der sich für fast jeden Menschen positiv auf die Schlafhygiene auswirkt und gleichzeitig das Aktivitätskonto für den Tag erhöht. So ist beispielsweise eine ruhige Fahrradtour eine willkommene Alternative.

Jede Form von Bewegung ist für den Organismus und seine Ruhezeit nützlich. Allerdings sind Ausdauersportarten besonders wirkungsvoll. Speziell punkten kann man mit Joggen, Radfahren, Walken und Schwimmen. Der Einfluss von Kraft- und Fitnesstraining fällt eher gering aus. Jede Art von Wettkampf oder Spielsport, bei denen es um Sieg oder Niederlage geht, kann für ein höheres Maß an Aufregung sorgen, das es unter dem Aspekt der bevorstehenden Nachtruhe zu vermeiden gilt.

Unterstreichen möchte ich an dieser Stelle auch für vielbeschäftigte Menschen und Workaholics, dass der sinnvollste Weg zu einem bewegteren Alltag und – damit verbunden – höherer Produktivität aus Aktivität und Regeneration durch folgende Maßnahmen erreicht wird (s. a. Kapitel „Bewegung – Medizin und Energiequelle“, S. 15 f.):

- Bewegungseinheit zum Start in den Tag: Daraus resultiert eine höhere Leistungsfähigkeit in der ersten Tageshälfte. Außerdem können wenige Minuten mit dem richtigen Vorgehen komplette Trainingseinheiten ersetzen, was bedeutet, dass das Training nach der Arbeit gar nicht mehr stattfinden muss.
- Bewegungseinheiten begleitend über Tag: zum einen als kurze Unterbrechungen, um sitzende Tätigkeiten und Konzentrationsphasen aufzulockern und damit die Produktivität zu erhalten, zum anderen bei jeder Gelegenheit, die einen Bewegungsrahmen bietet.

Kurz zusammengefasst

1. Jede Form von Bewegung hat einen positiven Effekt auf deine Nachtruhe.
2. Da Sport eine anregende Wirkung auf den Organismus hat, sollten insbesondere Menschen mit Einschlaf- und Durchschlafproblemen ausreichend Abstand zwischen Training und Zubettgehen wählen.
3. Der größte Nutzen für die nächtliche Erholung geht von Ausdauersportarten aus. Joggen, Radfahren, Walken und Schwimmen stehen ganz oben auf der Liste.

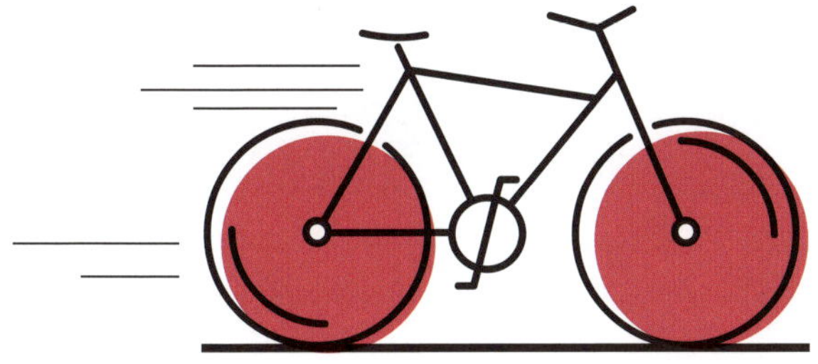

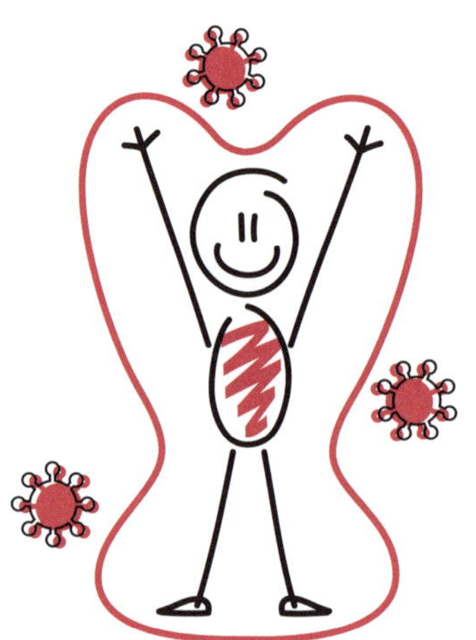

20
BEWEGUNG UND KÖRPERABWEHR

„Wenn ich mir bewusst mache, welche besonderen positiven Einflüsse von Bewegung ausgehen und dass wir unsere Abwehr stärken, während wir durch die Natur gehen, dann wird mir klar, dass es nichts anderes ist, als für eine schöne Selbstwertschätzung noch zusätzlich entlohnt zu werden. Als ob die Natur geahnt hätte, dass der Mensch irgendwann mal sehr bequem werden würde und mehr Anreiz braucht.“

Der menschliche Organismus verfügt über eine ausgeklügelte Verteidigung: das Immunsystem. Es schützt und verteidigt uns vor allerlei Eindringlingen, so auch vor Bakterien und Viren. Symptome eines Infekts wie Fieber, Husten oder eine laufende Nase sind ebenso wie Schwellungen und Rötungen immer Teil der Immunantwort.

Das menschliche Immunsystem ist sehr komplex. Hier ist wichtig zu verstehen, dass es unterschiedliche Stufen und Abteilungen beim Immunsystem gibt. Beispielsweise „Patrouillen“, die nach Verdächtigen Ausschau halten. Diese Aufgabe übernehmen in unserem Organismus die weißen Blutkörperchen, sogenannte T- und B-Zellen. Spezifische Rezeptoren an ihren Oberflächen in Form von langen Proteinketten reagieren mit Molekülen von Fremdstoffen. Dadurch wird die Immunantwort ausgelöst und ein potenzieller Krankheitserreger kann bekämpft werden. Die aktivierte Immunzelle zerstört den Erreger oder die infizierte Zelle. In der Folge vervielfältigen sich die Immunzellen und können fortan bei erneutem Kontakt schneller und gezielter reagieren. Man könnte sagen, dass die Körperabwehr über eine Art „Fahndungsfotos" verfügt und verdächtige Eindringlinge so schneller identifizieren kann. Dieser Teil unserer Abwehrmechanismen wird als adaptive oder erlernte Immunantwort bezeichnet. Sie kann auch durch Impfstoffe ausgelöst werden.

Damit das Immunsystem nicht bei jedem Fremdstoff in Alarmbereitschaft versetzt wird, verfügt unser Immunsystem über eine Differenzierungsfähigkeit zwischen schädlichen und unbedenklichen Stoffen. Das funktioniert wie eine Art Schlüssel-Schloss-Prinzip, was heißt, dass ein Haustürschlüssel nur an einem einzigen Haus funktioniert und nicht an jeder beliebigen Haustüre. Mittels Mustererkennungsrezeptoren können spezifische Merkmale, die nur auf Krankheitserregern vorkommen, erkannt werden und damit die Immunabwehr auslösen. Immunzellen und Krankheitserreger verfügen demnach über Merkmale, die so spezifisch sind, dass es zu einer Reaktion kommt. So kann beispielsweise verhindert werden, dass Menschen beim Verzehr unbekannter Lebensmittel eine Immunreaktion durch ungefährliche, fürs Immunsystem aber unbekannte Inhaltstoffe erleben. Diese Erkenntnisse sind erst in den 90er-Jahren gewonnen worden.

Ein weiteres Geheimnis unserer Abwehrkräfte liegt im angeborenen Immunsystem, das über spezifische Immunzellen verfügt. Im menschlichen Organismus existieren dendritische Zellen, die in reife und unreife dendritische Zellen untergliedert werden. Eine unreife dendritische Zelle ist in der „Ausbildung" und wird meist dort eingesetzt, wo sie mit all den Krankheitserregern unserer Umwelt in Kontakt kommt. Dort trainieren die Zellen Fähigkeiten, suchen, binden und zerstören Eindringlinge. Mit jeder erfolgreichen Abwehr lernt die Zelle dazu und erhält „Auszeichnungen" in Form von Sporen. Sie entwickelt sich zu einer reifen dendritischen Zelle, die jetzt als „Chef" vorzugsweise in der Milz oder im Lymphsystem sitzt. Sie kann von dort die Immunantwort koordinieren, da sie über Proben der von ihr überwältigten Erreger verfügt und so mit einem konzentrierten Angriff andere T- und B-Zellen stimuliert. Ohne sich im Detail mit der Kommunikation und den Einzelheiten der verschiedenen Zellen beschäftigt zu haben, wird schon deutlich, welch beeindruckendes Abwehrsystem unser Immunsystem ist.

Grundsätzlich gilt, dass Sport und Bewegung gut für das Immunsystem sind. Die Forschungsergebnisse zeigen aber auch, dass physische Aktivität das Immunsystem belasten und beispielsweise zu häufigeren Atemwegsinfekten führen kann (Walsh et al., 2011). Aber, und das ist mir ganz wichtig, das gilt hauptsächlich für extreme Belastungen, Wettkampfsportarten, sehr hohe Belastungsumfänge im Ausdauersport wie einem Marathon und natürlich, wenn wir angeschlagen sind. Deswegen sollte man im angeschlagenen Zustand lieber auf Sport verzichten. Insbesondere intensive sportliche Belastungen können bei einem Infekt zu schwerwiegenden Krankheitsverläufen wie einer Herzmuskel- oder Lungenentzündung führen. Bei einem leichten Schnupfen können dagegen Spaziergänge und regenerative Aktivitäten die Körperabwehr unterstützen. Aktuell gibt es nach meinem Wissensstand keine Studien, die eine Immunsuppression nach Alltagssport zeigen, und das ist eine gute Nachricht.

Ein aktiver Lebensstil ist ebenso wie jede Form von Gesundheitssport eine Unterstützung für das Immunsystem, was bereits Sekunden nach der Aufnahme der Aktivität zu einer Vermehrung der natürlichen Killerzellen führt (Rumpf et al., 2021). Zu deren Relevanz sei gesagt, dass sie eine wichtige Abwehrfunktionen gegen Tumorzellen und virusinfizierte Zellen haben. Alle weiteren Details über den Einfluss von körperlicher Aktivität auf die verschiedenen Immunzellen, spezifische Proteine und andere Immunreaktionen spare ich dir aufgrund der hohen Komplexität. Du kannst dir aber gewiss sein, dass es eine ganze Kaskade immunstimulierender Effekte gibt. Diese sind keinesfalls nur eine Momentaufnahme.

Ebenso beeindruckend wie die Blitzreaktion ist die mittelfristige Verjüngung des Immunsystems im Alter, die leider deutlich schwerer zu messen ist. Nachgewiesen wurde allerdings, dass die Immunalterung zurückgedreht werden kann, indem Zellen, die Erreger fressen (Neutrophile und Monozyten), zunehmen (Walsh, 2018). Eine Metastudie eines Forscherteams der Freien Universität Brüssel aus dem Jahr 2021 bündelt weitere Erkenntnisse zu diesem Thema (Mathot et al., 2021). Auch die natürliche Erschöpfung der Verteidigung durch T-Zellen wird verbessert. Der Organismus reduziert immunschwache T-Zellen und erhöht gleichzeitig die Anzahl naiver Zelltypen. Diese Zellen werden durch Antigene aktiviert und können auf diese Weise Erreger bekämpfen. Aber nicht nur die Stimulation des alternden Immunsystems, sich zu regenerieren und aufzubauen, ist ein wichtiger Aspekt von Bewegung, sondern auch die Tatsache, dass Sport bestimmte Proteine reduziert, die für einen Alterungsprozess des Immunsystems verantwortlich sind. Dies konnte ein Wissenschaftsteam der Mayo Clinic in Rochester erstmals belegen (Englund et al., 2021).

Die positiven Effekte für das Immunsystem werden durch intensive Belastungen gesteigert. Wer sich fit und gesund fühlt, darf sich durchaus ambitioniert bewegen, aber ohne ins Extreme auszuarten. Lange und hochintensive Sporteinheiten oder Wettkämpfe an der Leistungsgrenze haben im Grunde nie einen gesundheitsförderlichen Effekt. Studien deuten darauf hin, dass bei umfangreichen und intensiven Sporteinheiten auf nüchternen Magen die Infektanfälligkeit zunehmen kann, da das Immunsystem für eine gute Abwehr Glukose benötigt. Sind die Einheiten eher moderat oder von kürzerer Dauer, kann Bewegung im nüchternen Zustand positiv sein. Dann wird nämlich die körpereigene Müllabfuhr (Autophagie) zusätzlich aktiviert und die Nahrungsmittelpause der Nacht bekommt noch eine zusätzliche Wirkung für die Reinigung des Organismus.

Ein leistungsfähiges Immunsystem ist immer von Vorteil. Deshalb ist es mir wichtig, angesichts der Covid-19-Pandemie auf die Erkenntnisse der Forschung zu verweisen, die in großen repräsentativen Studien belegen konnten, dass Ausdauer- stärker als Krafttraining – im speziellen vorliegenden Falle jedoch die Kombination aus beiden Trainingsarten – das Risiko schwerer Erkrankungen und damit verbundener Hospitalisierungen oder tödlicher Verläufe um mehr als die Hälfte reduziert. Über 75.000 Studienteilnehmende gaben dafür an, 150 Minuten oder mehr pro Woche Ausdauersport puls 75 Minuten Krafttraining zu betreiben (S. W. Lee et al., 2022). Untermauert werden diese Ergebnisse von einer britischen Studie, die bei einem aktiven Lebensstil bereits eine wesentliche Reduktion für schwere Erkrankungsverläufe hervorhebt (Sallis et al., 2021).

Eine amerikanische Studie legt nahe, dass Menschen mit einer oder mehreren Vorerkrankungen, wie Diabetes, Bluthochdruck, Übergewicht oder Herzinsuffizienz, wesentlich häufiger von schweren Corona-Krankheitsverläufen betroffen sind und stationär behandelt werden müssen

(O'Hearn et al., 2021). Die meisten dieser Vorerkrankungen sind eng mit einem ungesunden Lebensstil, schlechter Ernährung und Bewegungsmangel verknüpft. Die Forschergruppe kommt für den Zeitraum bis November 2019 und bei einer Stichprobe von 900.000 Fällen zu dem Ergebnis, dass zwei Drittel der eindeutigen Covid-19-Krankhauseinweisungen hätten vermieden werden können, wenn keine dieser Vorerkrankungen vorgelegen hätte. Diese Ergebnisse unterstreichen eindrucksvoll, welchen enormen Einfluss Bewegung auf unsere kurz-, mittel- und langfristige Gesundheit hat. Auch wenn die Aussage etwas plump wirkt, möchte ich jedem Menschen ans Herz legen, sich lieber aktiv mit Bewegung um die Gesundheit und die Stärkung der Abwehrkräfte zu bemühen, anstatt mit Sorgen und Ängsten eher den gegenteiligen Effekt im Immunsystem auszulösen. Denn diese Form von Stress reduziert nachweislich die Leistung der Körperabwehr.

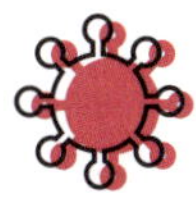
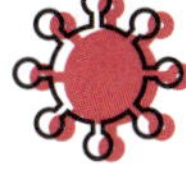
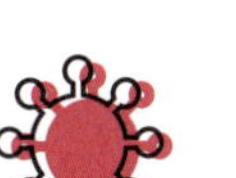
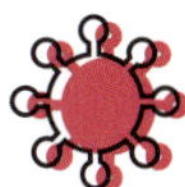
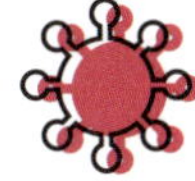

Kurz zusammengefasst ✓

1. Bewegung wirkt sich initial auf eine Stärkung des Immunsystems aus. Botenstoffe, die bei Bewegung produziert werden, wirken antientzündlich und immunstimulierend.
2. Extreme sportliche Belastungen mit sehr hohen und intensiven Belastungsumfängen sind nicht gesundheitsförderlich. Allerdings darfst du als Hobbysportler gerne intensive Einheiten absolvieren.
3. Selbst ein aktiver Lebensstil hat nachweislich eine immunstimulierende Wirkung. Du brauchst nicht zwingend Sport zu treiben, um deine Abwehrkräfte zu steigern. Viel Bewegung im Alltag, an der frischen Luft und im Haushalt machen dich garantiert auch fitter.
4. Ein alterungsbedingt nachlassendes Immunsystem profitiert von Bewegung. Schädliche Alterungsprozesse werden unterbunden und gleichzeitig wird das Immunsystem mit neuen leistungsfähigen Abwehrzellen verjüngt.
5. Bei Infekten gilt die klare Empfehlung, auf Sport zu verzichten und sich in Ruhe auszukurieren. Lieber hältst du nach einem Infekt ein paar Tage mehr Ruhe, als dass du schwerwiegende Krankheitsverläufe provozierst oder einfach nur die Dauer deiner Erkrankung in die Länge ziehst.

21
BEWEGUNG FÜR EIN KRAFTWERK

„Wenn wir uns einen Bodyguard aussuchen würden, der uns beschützt, dann würde die Wahl sicher auf eine starke und vertrauenswürdige Person fallen. Dein wichtigster Bodyguard ist dein Körper und du bestimmst selbst, wie stark er ist und wie viel Vertrauen du in ihn hast.“

Kraft- und Muskeltraining sind weit mehr als nur die Zurschaustellung eines gestählten und leistungsfähigen Körpers. Ohne Muskeln läuft nichts. Denn es sind die vielen feinen Verkürzungen in den Muskelfasern, die es braucht, um einen noch so kleinen Schritt zu machen oder nur auf etwas zu zeigen. Auch wenn diese Bewegungen nicht der große Kraftakt sind, kommen sie nur durch ein gutes Zusammenspiel von Muskelketten zustande. Wer hart trainiert, kann irgendwann sogar das Dreifache seines Körpergewichts heben – eine Vorstellung, die für weniger sportlich ambitionierte Menschen schier unerreichbar klingen mag.

Das Training der Muskeln gilt darüber hinaus bei der Regulation des Körpergewichts als zentraler Aspekt. Denn Muskeln verbrennen, anders als Körperfett, auch ohne Bewegung Kalorien. Das hilft bei einem Überangebot von Nahrung, ist aber allein nicht das Allheilmittel.

Ein ausgewogenes Zusammenspiel der Muskeln verhindert meist auch Schmerzen und verzeiht gelegentlich unachtsames Heben eher, als wenn ein Mensch von vornherein instabil ist. Für diesen Aspekt spielen die Muskeln im Rumpf, am Gesäß und in den Beinen eine zentrale Rolle.

Aber Muskeln können mehr. Sie haben unmittelbar Einfluss auf deine Gesundheit. Wusstest du beispielsweise, dass wir Muskeln wie ein großes Organ betrachten, welches wie ein Netzwerk kommunizieren und sogar verschiedene Heilungsprozesse im Körper anstoßen kann?

Muskeln sind zudem wie eine gute Kapitalanlage fürs Alter zu betrachten. Wer sich nicht ausreichend bewegt und seine Muskeln einsetzt, verliert ab dem 30. Lebensjahr etwa 0,3–1,3 % der Muskulatur pro Jahr. Bis zum 80. Lebensjahr büßen wir so rund 30–50 % der Muskelmasse ein und bauen im Gegenzug oft im gleichen Maße Fettgewebe auf (Ham et al., 2022). Allerdings gilt das nur dann, wenn wir Bewegung im Alltag vernachlässigen.

Der durchschnittliche Anteil an Muskeln im Körper einer Frau liegt zwischen 25 und 35 %, bei Männern zwischen 40 und 50 %. Es ist nachvollziehbar, dass ein enormer Abbau der Muskelmasse nicht ohne Folgen für die Gesundheit, Mobilität und den Stoffwechsel bleibt.

Körperliche Aktivität veranlasst Muskeln, hormonähnliche Botenstoffe zu produzieren – sogenannte Myokine, von denen bis heute Hunderte entdeckt wurden. Sie können das Immunsystem stimulieren, Entzündungsprozessen entgegenwirken und sogar indirekt über spezielle Signalwege vor Diabetes und Herzinfarkt schützen (Pedersen et al., 2007). Reaktionen wie die von Interleukin 6 (IL-6) sind am besten erforscht (Pedersen et al., 2001). Sie schützen vor stillen Entzündungsprozessen (silent inflammations), die wiederum für viele chronische Erkrankungen eine Rolle spielen und z. B. Arteriosklerose oder Krebs begünstigen. Schon während des Sports können die Konzentrationen von IL-6 auf das Hundertfache ansteigen. Das ist ein echter Gesundheitsbooster. Aus diesem Zusammenhang wird klar, dass die Stimulation unserer Muskeln Vorsorge und Therapie zugleich ist.

Auch die bereits im Kontext auf das Gehirn beschriebenen positiven Eigenschaften von Bewegung finden in den Botenstoffen der Muskeln ein Feuerwerk an Wirkung. BDNF beispielsweise ist ein Myokin. Es verhindert das Absterben von Gehirnzellen ebenso wie es die Neubildung von Neuronen und Synapsen im Hippocampus anregt.

> Bewegung als Gesundheitsbooster

Ich verweise erneut auf das fundierte und verständlich geschriebene Buch in englischer Sprache von Dr. John J. Ratey und Eric Hagerman „Spark! How exercise will improve the performance of your brain" (2010), das bereits nach den ersten Seiten geradezu elektrisierend den Wunsch zu mehr Bewegung in allen Lebensbereichen aufkommen lässt. Unverständlich und irritierend bleibt hingegen, warum so viele Institutionen nicht tatkräftig vorangehen. Insbesondere gilt dies für alle Bildungseinrichtungen, Altersheime und die Arbeitswelt im Allgemeinen.

Wer sich also täglich bewegt und die Muskeln nutzt, profitiert nicht nur optisch, sondern bedient sich jeden Tag aufs Neue am körpereigenen Medizinschrank. Gern mal schweißtreibend, denn dann werden bis zu 120 Myokine ausgeschüttet. Bewegung kommt eine Schlüsselrolle beim Schutz vor nahezu allen Lifestyle-Erkrankungen zu. Dazu zählen Diabetes Typ-2, Demenz, Herz-Kreislauf-Erkrankungen und Krebs. Der Effekt der bei Bewegung produzierten Myokine wirkt sich auf sämtliche Organsysteme und Gewebsarten aus, insbesondere im Gehirn, Fettgewebe, Knochen, Leber, Darm, Bauchspeicheldrüse, Gefäßsystem, Haut und wiederum im Muskel selbst (Severinsen & Pedersen, 2020). Die Autoren heben in dem Review-Artikel hervor, dass – auch wenn die Prozesse und zugrundliegenden Botenstoffe noch nicht alle entschlüsselt und verstanden sind – eindeutig belegt wurde, dass ihr positiv regulierender Effekt auf die Gedächtnisleistung, den Fett- und Glukosestoffwechsel, braunes und weißes Fettgewebe, Knochenwachstum, Endothelfunktion, Muskelwachstum, Hautregeneration und Tumorbildung klar nachgewiesen werden konnte.

Muskeln können im Übrigen lebenslang durch Kräftigung aufgebaut werden. Hier ist es das Myokin IFG-1, ein insulinähnlicher Wachstumsfaktor, der vermehrt produziert wird. Wissenschaftliche Untersuchungen legen nahe, dass mit 60 Jahren der natürliche Muskelabbau nochmal beschleunigt wird. Muskeltraining wird mit dem Altern immer wichtiger (Angulo et al., 2020), denn eine Reduktion des Muskelanteils im Körper resultiert immer in einer geringeren Produktionskapazität der Myokine.

Die über 650 Muskeln im Körper brauchen ein Leben lang unsere Aufmerksamkeit und aufgrund der veränderten, von Inaktivität geprägten Lebensbedingungen die bewusste Durchführung von Bewegungseinheiten.

> Muskelwissen

- Der stärkste Muskel im menschlichen Körper ist der Kaumuskel. Er bringt Kräfte von bis zu 400 Kilogramm auf.
- Vom Volumen her betrachtet, ist der große Gesäßmuskel der größte Muskel, gut zu merken über seinen lateinischen Namen M. gluteus maximus.
- Ein Fleißkärtchen verdienen sich unsere Muskeln über den Augen. Sie machen durch das Zwinkern über 100.000 Kontraktionen am Tag.
- Der kleinste Muskel findet sich im Ohr. Er heißt Steigbügelmuskel und ist nur 0,27 Millimeter lang.
- Auslöser der Muskelanspannung sind elektrochemische Impulse, die vom Gehirn oder Rückenmark an die entsprechenden Synapsen gesendet werden. Hier werden dann die motorischen Einheiten in einer komplexen Abfolge in Bewegung versetzt.
- Jeder Muskel besteht aus Muskelfasern, die als Bündel nebeneinander angeordnet sind.
- Eine Muskelfaser ist in Myofibrillen untergliedert. Ihre nebeneinanderliegenden Abschnitte werden als Sarkomere bezeichnet. Es sind die kleinsten kontraktilen (sich verkürzenden) Einheiten im Muskel. Sarkomere besitzen zwei Proteinstränge: einen dickeren Myosinfaden und einen dünneren Aktinfaden. Bei der Verkürzung schieben sich die beiden Proteinfäden ineinander. Da es eine große Menge dieser kleinen Einheiten hintereinander gibt, kann aus vielen kleinen Verkürzungen eine große Bewegung entstehen.

Kurz zusammengefasst

1. Ohne Muskeln könnten wir uns nicht bewegen. Jede Bewegung braucht den Beitrag von Muskeln, die sich zusammenziehen und entspannen können.
2. Gut trainierte Muskeln tragen nicht nur zu körperlicher Leistungsfähigkeit bei, sie schaffen bei Benutzung mit vielen Botenstoffen einen generellen Gesundheitsvorteil.
3. Dem natürlichen Abbau von Muskeln ab etwa dem 30. Lebensjahr kann jeder durch angemessene Bewegung entgegenwirken. Das ist wichtig, denn zum einen nimmt mit jedem verlorenen Muskelgramm in der Regel das Körperfett zu und zum anderen reduziert sich die Gesundheitswirkung aufgrund abnehmender Myokinausschüttung.
4. Muskeln können bei jeder Bewegung trainiert werden. Besonders wirkungsvoll sind allerdings kraftvolle Bewegungen, die als Training mit Gewichten (Hanteln, Maschinen, Seilzügen, Gummibändern und dem Körpergewicht) absolviert werden können.
5. Der Effekt eines Muskeltrainings ist in jedem Alter positiv. Die Wirkung von Krafttraining als Prävention und Therapie ist anerkannt.

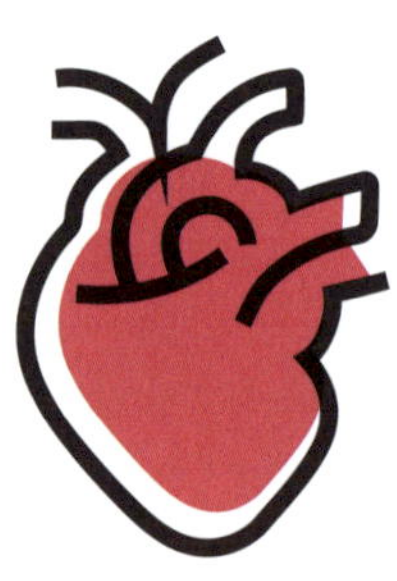

22
SCHWUNG FÜR DEN KREISLAUF

„Dein Herz schlägt für dich 365 Tage im Jahr 24 Stunden am Tag. Ich denke, es ist nur fair, wenn du täglich ein paar Minuten deiner Zeit zurückgibst ..."

Kraftsport und Muskelaufbautraining sind unbestritten ein zentraler Baustein für Gesundheit und Lebensqualität. Darüber hinaus bleibt Ausdauertraining ein wichtiger Bestandteil körperlicher Aktivitäten und Beitrag zur Gesundheit.

Wusstest du, dass der Mensch im Grunde das einzige Säugetier ist, dass nicht nach etwa 1 Milliarde Herzschläge stirbt? Beim Menschen können es rund 3 Milliarden werden (Langemak, 2009). Mit anderen Worten: Wir können hochbetagt sein. Ob wir uns dann noch als gesund bezeichnen können, hängt auch von der Art zu leben ab, sie wird damit zum persönlichen Beitrag für ein biblisches Alter. Aber unabhängig davon, ob Menschen nun besonders alt werden wollen oder nicht, gestalten wir mit einem aktiven und gesundheitsförderlichen Lebensstil die Lebensqualität im letzten Lebensjahrzehnt. Diese Botschaft sollte jeden Menschen motivieren, gestalterisch Einfluss zu nehmen.

> Tägliche Herz-Kreislauf-Leistung

Das Herz des Menschen schlägt durchschnittlich pro Tag etwa 90.000-mal. Allein diese Zahl ist schier unglaublich. Die immer wieder umgewälzte Menge Blut macht am Ende des Tages etwa

9.000 Liter aus und würde reichen, um ein großes Kreuzfahrtschiff zweimal zu streichen. Das Blut fließt dabei durch Blutgefäße, die bei einem Erwachsenen eine Länge von etwa 100.000 Kilometern und damit mehr als zwei Weltumrundungen ausmachen.

Ein wichtiger Aspekt steht im direkten Zusammenhang mit körperlicher Aktivität bzw. mit Ausdauertraining. Während körperlicher Belastung erhöhen sich **Herzfrequenz** und Blutdruck, um Muskeln und notwendige Organsysteme besser mit Nährstoffen zu versorgen. Bevor nun ein Aufschrei ertönt, dass damit doch die wertvollen „3 Milliarden Herzschläge" schneller aufgebraucht werden, ist es wichtig, auf die Trainingseffekte zu schauen. Sie sorgen dafür, dass das Herz ökonomischer wird. Die Ruheherzfrequenz senkt sich ab. Dieser positive Einfluss ist viel weitreichender als die Tatsache, dass das Herz während einer Trainingseinheit schneller schlägt. Interessierte können den Zusammenhang mit dem Taschenrechner kalkulieren und werden sehr schnell feststellen, dass selbst hohe Trainingsherzfrequenzen, anteilig auf die abgesenkte Ruheherzfrequenz bezogen, fast bedeutungslos sind. Eine untrainierte Person mit eine Ruheherzfrequenz von etwa 90 Schlägen pro Minute könnte durch ein entsprechendes Training von 2–3 Stunden pro Woche ohne Weiteres auf Werte von 60 bis 70 Schlägen kommen. Da lediglich in einem Zeitfenster von etwa 3 Stunden die Herzfrequenz trainingsbedingt deutlich erhöht ist, aber in den restlichen über 160 Stunden pro Woche erniedrigt ist, ergibt sich allein aus der Anzahl der Herzschläge eine erhebliche Entlastung. Und wie wir wissen, sind das bei Weitem noch nicht alle positiven Effekte für die Gesundheit. Denn der Körper bekommt mit dem Ausdauertraining die Möglichkeit, Pufferkapazitäten für oxidativen Stress aufzubauen. Hier geht es um gesundheitsorientiertes Training und nicht um gelegentliches Harakiri, Extrembelastungen und ständiges Training am Limit. Diese Puffer können außerhalb der Bewegungseinheiten bei den täglichen Herausforderungen von großem Nutzen sein.

Ein weiterer wichtiger Aspekt für ein gesundes Herz-Kreislauf-System ist ein **angemessener Blutdruck**. Der Blutdruck spiegelt die Kraft, mit der das Herz das Blut in den Kreislauf pumpt, wider. Er wird über zwei Werte, den systolischen und diastolischen Widerstand in Millimeter pro Quecksilbersäule, angegeben. Der systolische Wert ist höher, weil die Kontraktion der linken Herzkammer (linker Ventrikel) in den Körperkreislauf aufgrund des großen und teilweise sich fein verästelnden Gefäßsystems mehr Druck benötigt. Der diastolische Wert hingegen kennzeichnet die Phase der Entlastung des Herzmuskels und muss als passiver Zustand der Herzfüllung (rechte Herzkammer/rechter Ventrikel) deutlich niedriger ausfallen. Ist der diastolische Wert des Blutdrucks erhöht, wird dies kritischer betrachtet als die Erhöhung des systolischen Blutdruckwertes. Im jungen Erwachsenenalter sind Werte von 120/80 mm/Hg ideal. Ein erniedrigter Blutdruck ist unbedenklich und wird nur dann lästig, wenn er so niedrig ist, dass der Kreislauf manchmal etwas schwach ist. Dann kann z. B. Schwindel auftreten oder einem schwarz vor Augen werden. Im höheren Alter verringert sich die Elastizität der Gefäße und der Blutdruck steigt, sodass Werte von 140 zu 85 mm/Hg bei 60-Jährigen als normal gelten.

Leider hat jeder dritte Mensch einen zu hohen Blutdruck. Im Alter zwischen 70 und 79 sind gar drei Viertel der Menschen betroffen. Die Tücke an Bluthochdruck ist, dass er zunächst keine Schmerzen bereitet und oft nicht spürbar ist. Allerdings stellt er für Gefäße und Herz eine dauerhafte Mehrbelastung und, abhängig vom Ausmaß, einen enormen Verschleiß dar. Die Wahrscheinlichkeit für Aussackungen (Aneurysmen) und Ablagerungen an Gefäßwänden (Arteriosklerose) steigt. Ablagerungen verschlechtern dann die Durchlässigkeit in den Gefäßen und es gelangt weniger sauerstoffreiches Blut ins Gewebe. Am Herzmuskel kann dies zu einem Herzinfarkt (Myokardinfarkt) und im Gehirn zu einem Schlaganfall (Apoplex) führen. Regelmäßige Kontrollen des Blutdrucks bei körperlicher Ruhe und zu identischen Tageszeiten ermöglichen eine einfache Überprüfung. Besteht bei den Werten Anlass zur Sorge, ist es sinnvoll einen Arzt oder eine Ärztin des Vertrauens zu konsultieren. Diese können am besten beurteilen, wie vorzugehen ist.

Wie bereits erwähnt, stellt **ausdauerorientierte Bewegung** einen wichtigen Beitrag für ein robustes Herz-Kreislauf-System dar. Es braucht nicht die Laufschuhe und das Trainingsoutfit. Richtig betrieben und ohne überzogene Leistungsansprüche kann außerdem das Stresslevel reduziert werden. Das gelingt besonders gut in der Natur an der frischen Luft und kann beim Spazierengehen, Wandern oder Walken erreicht werden, wobei sich zusätzliche positive Effekte für das Immunsystem einstellen. Alternativ kann abends kurz die Bewegungsbilanz aufgebessert werden, ohne dafür vor die Türe zu müssen. Dies kann mit Hometrainern (Ergometer, Crosstrainer, Laufband, Rudergerät) gelingen und parallel zum Fernsehen, Hörbuch oder Lesen stattfinden. Ohne großes Equipment bieten sich Körperübungen wie Kniebeugen, Läufe auf der Stelle oder Seilspringen an, was einfach und ohne zusätzliche Ausgaben umgesetzt werden kann. Diese Aktivitäten sollten bei höherer Intensität allerdings spätestens zwei Stunden vorm Schlafengehen abgeschlossen sein, da sie sonst die Nachtruhe beeinträchtigen können. Weitere nützliche Tipps dazu kannst du in dem Buch „Du kannst dich mal ... gesund erholen“ nachlesen (Baak, 2023).

Wer sich weniger für Ausdauereinheiten begeistern kann, dem kommen zwei Erkenntnisse gelegen. Zum einen haben kürzere Einheiten und darüber hinaus sogar jeder Schritt ebenfalls eine positive Wirkung auf das Herz-Kreislauf-System. Zum anderen können **Kombinationen aus Kraft-Ausdauer-Trainings** eine ideale Wirkung entfalten und gleichzeitig ansprechender sein: Kombinationen aus Seilspringen und Körpergewichtsübungen wie Liegestütze, Klimmzüge, Unterarmstütz und Ausfallschritte oder im Fitnessstudio zwischendurch Hantelübungen oder maschinengesteuerte Kraftübungen. Ein besonderes Highlight ist – nach meiner Forschung, der eigenen täglichen Routine und der Begleitung von mehr als 2.000 Menschen – das Training mit den FOX-Hanteln, bei dem automatisch Kraft und Ausdauer ineinandergreifen. Die schnellkräftigen Bewegungen stimulieren die Muskeln. Da viele Muskeln gleichzeitig gefordert sind, wird das Herz-Kreislauf-System im Sinne einer Ausdauerbelastung trainiert. Bei der Entwicklung spezieller Programme für den Stoffwechsel habe ich außerdem einen Schwerpunkt auf Ausdauer und Kondition gelegt und diese in verschiedene Schwierigkeitsstufen untergliedert. Eine 10-minütige Einheit ist schnell durchgeführt und erfüllt viele positive Aspekte für Fitness und Gesundheit.

Zwar wird der Effekt von Bewegung auf die **Gewichtsreduktion** manchmal überschätzt, bei vielen Menschen kann aber davon ausgegangen werden, dass sie beim Ausdauertraining unmittelbar mehr Kalorien verbrauchen. Dennoch gilt auch hier, dass die Kombination aus Kraft- und Ausdauersport unschlagbar ist. Der Aufbau an Muskulatur stellt mittelfristig sicher, dass der Körper mehr Energie verbrennt, was bei heutigem Nahrungsangebot wünschenswert ist. Die Reduktion von Übergewicht ist für die Entlastung des Herz-Kreislauf-Systems von großer Bedeutung. Das gilt besonders für deutliches Übergewicht, sprich: Adipositas.

Menschen, die es sich zur Gewohnheit gemacht haben, regelmäßig ihre Ausdauer zu trainieren, egal ob beim Spaziergang, Walken, Joggen, Schwimmen, Radfahren, Rudern oder bei Mannschaftssportarten, schützen sich aktiv vor Herz-Kreislauf-Erkrankungen und fördern ihre Leistungsfähigkeit:

- So kann das ausdauertrainierte Herz mehr Blut pro Herzschlag transportieren. Man spricht in diesem Zusammenhang vom Schlagvolumen.
- Die Sauerstoffaufnahmefähigkeit ist bei aktiven Menschen verbessert. Das wirkt sich nicht zuletzt bei körperlicher Belastung sehr positiv auf die Leistungsfähigkeit aus.
- Die Anpassungseffekte eines trainierten Herzens führen dazu, dass die Ruheherzfrequenz abnimmt – ein wünschenswerter Effekt, um die Arbeit und Belastung des Herzens bei körperlicher Ruhe zu reduzieren.
- Erst extreme Belastungen werden auch für Sportler:innen zu einem Risiko für die Herzgesundheit, was zeigt, dass es ein Zuviel des Guten gibt.
- **Beachte:** Sport im Zusammenhang mit einem akuten Infekt ist kontraproduktiv und ein Risiko für das Herz. Vor jedem ambitionierten Training solltest du vollständig genesen sein.
- Schon binnen weniger Wochen Training sinkt der Blutdruck und bleibt an trainingsfreien Tagen reduziert. Damit wird das Herz entlastet und kann die Versorgung des Organismus mit weniger Anstrengung gewährleisten. Bluthochdruck gilt für viele Herz-Kreislauf-Erkrankungen als stiller Infarktvorbote und ist sehr ernst zu nehmen.

- Zusätzlich begünstigt die regelmäßige Bewegung die Konzentration der guten Blutwerte wie High Density Lipoproteins (HDL). Es kann unter anderem überschüssiges Cholesterin aus den Arterien zur Leber transportieren und damit verhindern, dass sich das Blutfett in den Blutgefäßen festsetzt. Auf diese Weise lassen sich die Risiken für Schlaganfall und Herzinfarkt deutlich reduzieren.

Kurz zusammengefasst

1. Das Herz-Kreislauf-System profitiert im höheren Maße von eher umfangsorientierter Bewegung. Wanderungen, Spaziergänge, Walking und Joggen sind ebenso wie Schwimmen, Rudern, Radfahren oder Tanzen willkommene Bewegungsarten.
2. Für alle, die mehr Freude an Krafteinheiten haben: Kombinationen aus Kraft und Kondition sind gut fürs Herz und Gefäßsystem. Selbst kurze und knackig intensive Bewegungseinheiten können moderate und andauernde Einheiten ersetzen.
3. Regelmäßige Bewegung sorgt für eine Ökonomisierung der Herztätigkeit und schont damit Ressourcen. Auch Pufferkapazitäten bei oxidativem Stress können aufgebaut werden.
4. Regelmäßige Kontrollen des Blutdrucks in Eigenregie sind sinnvoll. Liegen die Werte wiederholt außerhalb des Normbereichs, sollte ein Arzt/eine Ärztin aufgesucht werden, um das weitere Vorgehen aus medizinischer Sicht abzustimmen.
5. Am Ende zählt jeder Schritt, am besten möglichst häufig als Unterbrechung des Sitzens im Alltag und immer wieder an der frischen Luft in der Natur. So kann Bewegung am besten präventiv auf das Herz-Kreislauf-System wirken.

23 BEWEGUNGSMASSAGE FÜR DIE BANDSCHEIBEN

„Auch deine kleinen Bandscheiben mögen good vibrations. Du stellst die Verpflegung und sie machen ihren Job."

Das Wichtigste vorab: Bewegung ist für Bandscheiben „überlebensnotwendig". Ohne Bewegung würde das Gewebe der Bandscheiben nicht mit Nährstoffen versorgt und verkümmern. Bewegung ist damit für diesen Baustein im Körper eine Fürsorgepflicht jedes Einzelnen.

Der Reihe nach. Bandscheiben bestehen aus festem faserigem Bindegewebe mit einem gelartigen Kern. Als Faserring liegen sie zwischen den knöchernen Wirbelkörpern und sind mit der Knochenhaut verwachsen. Die Bandscheiben bilden eine Art „Stoßdämpfer" und gewährleisten die Beweglichkeit in der Wirbelsäule. Nicht jeder Rückenschmerz hängt mit einer Verletzung der Bandscheibe zusammen, aber in Einzelfällen kann es zu einer Bandscheibenvorwölbung oder einem Bandscheibenvorfall kommen. Bei Ersterem wölbt sich der Kern der Bandscheibe samt Faserring nach außen, im zweiten Fall kann er sogar teilweise austreten. In beiden Fällen geschieht das in der Regel in Richtung des Nervenkanals und so kann die Bandscheibe auf die Nerven im Spinalnervenkanal drücken. Dies kann zu Reizungen, Taubheit oder Bewegungsausfällen führen.

Insbesondere bei einem akuten Bandscheibenvorfall ist nicht jede Bewegungsform sinnvoll. Obwohl Kompressionen als Druckbelastung und anschließende Druckentlastung die Bandscheibe pflegen, spielen Dauer und Intensität bei angeschlagenen Bandscheiben und solchen ohne guten muskulären Schutz eine kritische Rolle. Dies gilt vor allem für Belastungen, die auf eine schlecht ausgerichtete Wirbelsäule treffen. Denn bei einer Vor- oder Rückneigung lastet das Gewicht auf einem der Randbereiche der Bandscheiben und sorgt damit für einen einseitig hohen Druck. Die Bandscheibe wird also zwangsläufig in eine Richtung gequetscht. Gerade beim Heben von Gegenständen mit einem Rundrücken werden die Bandscheiben in der Lendenwirbelsäule in Richtung der Nerven gepresst. Eine verletzte Bandscheibe selbst verursacht keine Schmerzen, sondern es sind die Auswirkungen auf das umliegende Gewebe. Das können Nervenreizungen sein und irgendwann Entzündungen am Knochen.

Vermieden werden sollten bei einem akuten Bandscheibenvorfall in jedem Fall einseitige Quetschungen und Rotationsbewegungen sowie im Allgemeinen Belastungsspitzen und lang anhaltendende Druckbelastungen. Hohe Belastungsreize treten in nahezu jeder Spielsportart auf, beispielsweise Basketball, Tennis, Fußball, Golf usw. Ebenso ist dauerhaftes Sitzen bei schlechter Körperhaltung eine schädliche Druckbelastung, sodass Vielsitzende unbedingt Unterbrechungen vornehmen sollten, um die Bandscheiben und Wirbelsäule zu entlasten (s. S. 20 ff. zu den Impulsen der 3×3-Formel®). Das gilt für eine kluge Vorsorge und für Betroffene gleichermaßen. Spaziergänge in jedem Zustand nebst einer kontrollierten tiefenwirksamen Kräftigung, sprich: in stabiler Körperhaltung und mit sauberer technischer Ausführung, sind elementare Bausteine einer Genesung und schnellen Rückkehr zur Schmerzfreiheit. Für eine gute Vorsorge und angemessene Pflege der Bandscheiben sollte(n):

- der Körper ausbalanciert sein,
- ein gutes Bewegungsverständnis für kritische Belastungssituationen wie schweres Heben existieren,
- die Wirbelsäule muskulär im Rumpf bis in die tiefen gelenknahen Muskeln in der gesamten Körpermitte gesichert sein,
- Dauersitzen oder einseitige Körperhaltungen und Dauerliegen vermieden werden,

- über eine ausgewogene Ernährung und Sport Übergewicht vorgebeugt werden, denn die zusätzliche Last eines hohen Körpergewichts drückt ebenfalls auf die Bandscheiben oder begünstigt chronische Entzündungen,
- ausreichend getrunken werden, denn Flüssigkeit erfüllt auf zellulärer Ebene für die Bandscheiben eine wichtige Transporteigenschaft.

Kurz zusammengefasst

1. Bandscheiben sind zwingend auf Bewegung angewiesen, um mit Nährstoffen versorgt werden.
2. Bandscheiben profitieren von einer ausgewogenen vollwertigen Ernährung, guter Flüssigkeitsversorgung und angemessenem Körpergewicht.
3. Eine gute technische Ausführung bei korrekter Körperhaltung und guter muskulärer Sicherung ermöglicht Menschen, hohe Druckbelastungen auf die Wirbelsäule und Bandscheiben zu kompensieren. Allein die Dauer der Belastungen und eine fehlende Entlastung führen neben einem Mangel der vorher beschriebenen Faktoren häufig zu Schäden.
4. Bei einer akuten Bandscheibenverletzung bleibt Bewegung zentraler Baustein der Genesung. Dabei sollten sanfte Bewegungsformen gewählt werden. Starke Beuge- und Rotationsbewegungen sind anfänglich zu vermeiden. Ein Spaziergang ist (fast) immer möglich.
5. Bewegungsmangel, anhaltendes Sitzen oder Liegen schaden den Bandscheiben. Kurze Unterbrechungen im Sinne von Aktivierungen im Alltag sind für die Bandscheiben wichtig.

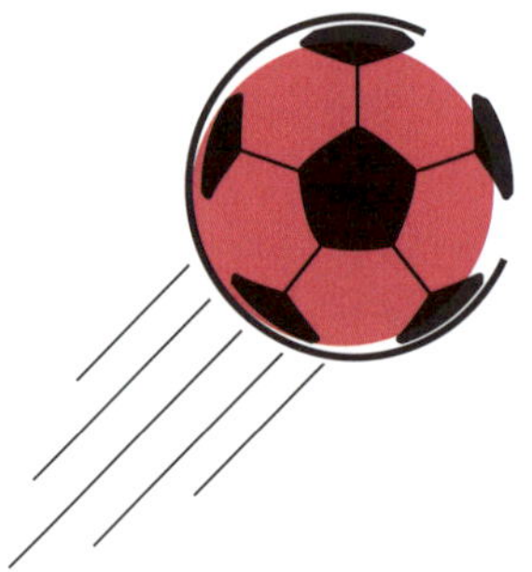

24
AUF DIE KNOCHEN

„Unser Körper beherrscht es in Perfektion, Reize in positives Wachstum zu wandeln. Selbst unter den schlechtesten Voraussetzungen hört er damit nicht auf. Eine großartige Lebenseinstellung, oder?“

Wer rastet, der rostet. Genau deshalb gilt für alle Gewebe und Bereiche des Organismus, dass sie durch Bewegung in ihrer natürlichen Funktion gefördert werden. So ist die Wirkung gesunder und starker Knochen nicht unmittelbar mit einer höheren Leistungsfähigkeit oder einem gesteigerten Wohlbefinden verknüpft, sondern mit einer höheren Stabilität und damit dem Schutz vor Verletzungen und Erkrankungen.

Jeder Knochen setzt sich aus einer „harten Schale“ und einem „schwammartigen Inneren“ zusammen. Beide Bestandteile sind fundamental wichtig, um eine hohe Stabilität zu gewährleisten. Würde der Knochen nur aus den harten Anteilen (Kortikalis) bestehen, wäre er viel zu schwer und das Argument „schwerer Knochen“ würde erstmals wirklich ins Gewicht fallen. Ansonsten gilt nämlich, dass Knochen immer im Verhältnis zum Körpergewicht und der körperlichen Belastung stehen. Das Innere des Knochens (Spongiosa) verfügt über Trabekel, eine Art „Lastlinien“, die bei Zug auf die Knochen ein wichtiges Element für Stabilität sind. Wie bei der Bauweise des Eiffelturms spart ein solches Konstrukt einen enorm großen Materialaufwand und bietet gleichzeitig eine hohe Belastbarkeit.

Die Substanz beider Knochenbestandteile baut sich immer auf, wenn wir durch körperliche Bewegung Zug- und Druckbelastungen aufbringen. Muskeln übertragen teilweise hohe Kräfte auf die Knochen und sorgen damit für wichtige Wachstumsreize. Um das Risiko für Knochenbrüche, das insbesondere bei Osteoporose (Knochenschwund) deutlich erhöht ist, wirkungsvoll zu senken, sind die Knochen auf wiederkehrende Belastungen angewiesen. Anstelle von einmaligen Extrembelastungen, die zu Schäden wie einem Knochenbruch führen können, sind dies regelmäßige, angepasste Reize aus Kraftübungen und Ausdauerbelastungen. Voraussetzung für den Aufbau von Knochen ist eine ausreichend Kalzium- und Vitamin-D-Versorgung. Sie werden für den Stoffwechsel im Knochen und dessen Mineralisierung gebraucht.

Ein gesunder Knochen befindet sich im ständigen Umbau. Bei fehlenden Reizen kann dies auch ein Abbau sein. Denn ähnlich wie bei unseren Muskeln sind physische Belastungen der Motor für Wachstum. Das gilt bis ins hohe Alter und selbst bei Osteoporose können Abbauprozesse verlangsamt, gestoppt oder gar umgekehrt werden.

Knochen sind weit mehr als nur ein Ansatzpunkt für die Muskeln und damit wichtige Basis für den Haltungs- und Bewegungsapparat. Teilweise übernehmen sie Schutzfunktionen für lebenswichtige Organe, beispielsweise der Brustkorb für Herz und Lungen oder der Schädel für das Gehirn. Das Knochenmark trägt darüber hinaus zur Blutbildung bei. Die meisten Menschen kennen das im Zusammenhang mit Blutkrebs (Leukämie). Eine Knochenmarkspende kann dann Leben retten. Ich habe mich deshalb typisieren lassen und werde in der Datenbank geführt. Auch deine Bereitschaft zur Knochenmarkspende ist gefragt. Es gibt kaum einen einfacheren Weg, zum Lebensretter oder zur Lebensretterin zu werden. Sofern du noch nicht als Knochenmarkspender:in registriert bist, ergreife jetzt die Chance, Leben zu retten, und scanne den QR-Code für die Registierung.

Zentrales Knochenmarkspender-Register Deutschland (ZKRD)

Kurz zusammengefasst

1. Die Knochenstruktur passt sich an deine tägliche Belastung an. Bewegung ist zentraler Reizgeber.
2. Knochensubstanz wird aufgebaut, wenn Druck- und Zugbelastungen wirken. Kraft-, Ausdauer-, Spielsportarten und selbst Spazierengehen liefern dafür Reize. Außerdem sind ausreichend Kalzium und Vitamin D wichtig.
3. Selbst bei einem krankhaften Knochenschwund wie bei Osteoporose ist es wichtig, aktiv zu bleiben, um den Abbau zu verlangsamen. Ein angepasstes Krafttraining beispielsweise sorgt für stärkere Muskeln, die im Falle eines Sturzes schützen. Eine gute Balance verbessert die Gangsicherheit und ist damit eine gute Sturzprophylaxe.
4. Der Knochen ist mehr als nur Ansatzpunkt für Muskeln, Sehnen und Bänder. In ihm ist Knochenmark, das zur Blutbildung dient.

25
BEWEGUNG TROTZ ZEITMANGEL

„Es ist absurd, Zeit bei der Gesundheit einzusparen und gleichzeitig überrascht zu sein, wenn Energie und Produktivität abnehmen."

Der Alltag ist durchgetaktet, der Terminkalender quillt aus allen Nähten und die To-do-Liste für zuhause ist lang ... sehr lang! Schlechte Voraussetzungen für eine Runde Sport oder Bewegung. Oder anders gesagt: perfekte Basis für eine weitverbreitete Ausrede.

Untersuchungen belegen, dass als häufigstes Hindernis für mehr Sport und Bewegung im Alltag der Mangel an Zeit genannt wird (Godin et al., 1994). Diese Aussage ist unabhängig von Alter, Geschlecht, ethnischer Herkunft sowie Gesundheitsstatus und Bildungsniveau. Im Umkehrschluss bedeutet dies, dass mit dem Ausräumen dieser Hürde viele Menschen im Alltag ihrem Bewegungspensum nachkommen würden. Richtig?

Deshalb vorab: Natürlich kann ich verstehen, dass es bei viel Verantwortung schwierig ist, alles unter einen Hut zu bekommen. Aber ich warne dringend davor, Zeit einsparen zu wollen und dafür an der Gesundheitsfürsorge zu kürzen. Du sägst an dem Ast, auf dem du sitzt, oder besser an den Beinen, auf denen du stehst. Denn wenn du nicht auf die leistungs- und produktivitätsfördernde Wirkung von Bewegung zurückgreifst, bist du bereits morgen schon weniger produktiv, weniger ausgeglichen, weniger belastbar, weniger energiegeladen.

Lässt du wesentliche Quellen der Energiegewinnung sukzessive austrocknen, darfst du dich nicht über eine schlechtere Performance wundern! Natürlich darf mal ein schlechter Tag dabei sein, aber die Häufigkeit der Vernachlässigung in dieser Hinsicht reduziert unweigerlich die Lebensqualität. Die vermeintliche Selbstlosigkeit und Aufopferung zugunsten der Familie oder des Berufs führen mittelfristig in eine Sackgasse. Dafür muss ein Mensch nicht krank werden, sondern es reicht schon, weniger Energie zu haben, um bei Familie und Arbeit an Strahlkraft, Kreativität und Engagement einzubüßen. Es macht für niemanden Sinn, an diesen wichtigen Zeiten für sich selbst zu knapsen.

Wie kann es gehen, wenn chronischer Zeitmangel vorliegt?

Ganz einfach, indem als Erstes eine bewusste Entscheidung getroffen wird, sich die Zeit zu nehmen. Vielbeschäftigte, ambitionierte, fleißige und interessierte Menschen haben nie Zeit, wenn sie sich nicht Zeit nehmen. Ihr Ideenreichtum steht ihnen ebenso wie ihr umfangreiches Pensum im Wege. Wer sich und dem Thema Gesundheit nicht Priorität einräumt, wird immer wieder und dauerhaft an dieser Hürde abprallen. Mit anderen Worten: Du stehst dir und deinem langfristigen Erfolg im Wege, wenn du ohne Weitsicht handelst.

Der zweite wichtige Aspekt ist, Bewegung als Teil des Alltags zu integrieren. Statt viel Zeit separat aufzubringen, gilt es, den Alltag bewegter zu gestalten und bewusster zu erleben. Es geht neben gelegentlichen Pausen um aktive Unterbrechungen. Die 3×3-Formel® bietet dir beispielsweise sofort Anleitungen zur Umsetzung. Das bewusste Erleben schafft dir die Möglichkeit, die Signale deines Organismus besser wahrzunehmen und zu handeln.

> Bewegte Kurzpause

Oft legt der Körper uns nahe, dass ein Moment Bewegung jetzt das richtige Rezept ist. Ihm zuzuhören und dann seinen Bedürfnissen nachzukommen, bedeutet für die meisten Situationen einen enormen Zugewinn an Wohlbefinden. Nehmen wir uns also einen Moment und nutzen mit dem Skifahrer eine einfache und zugleich wirkungsvolle Form der körperlichen Aktivierung, die auf kleinstem Raum und ohne Hilfsmittel funktioniert.

Skifahrer

An dritter Stelle kommt, dass Bewegung entgegen verbreiteten Einschätzungen nicht immer viel Zeit, schwere Gewichte und umfangreiches Equipment braucht. Natürlich muss für ambitionierte sportliche Ziele mehr Zeit investiert werden, aber der Beitrag zu allgemeiner Fitness und Gesundheit ist mit deutlich weniger Aufwand verbunden, als viele Menschen annehmen. So fällt die hartnäckige Ausrede einfach weg und der Weg ist frei für wirkungsvolle Aktivitäten in kurzer Zeit ...

Kurze knackige Bewegungseinheiten von wenigen Minuten Dauer können umfangreiche moderate Einheiten in ihrer Wirkung sogar übertreffen (Gibala & McGee, 2008; Swain, 2005). Mindestens können die Effekte kurzer Einheiten so wirkungsvoll ausfallen wie bei längeren Einheiten (Burgomaster et al., 2008). Bereits ein einmütiges Sprinttraining bei maximaler Belastung steht der Wirkung einer moderaten Ausdauereinheit von 45 Minuten in nichts nach (Gillen et al., 2016). Die Studie kam zu dem Ergebnis, dass beide Gruppen nach 12 Wochen ihre maximale Sauerstoffaufnahme (VO_2 max) um 19 % steigern konnten. Ebenso verbesserten sich die Insulinsensitivität und die Mitochondriendichte (Anzahl der energiebereitstellen Kraftwerke) in der Muskulatur bei Intervall- und Ausdauergruppe nahezu gleich. Diese Art des Trainings ist sicherlich nicht für jeden passend und entfaltet in Bezug auf bestimmte Gesundheitsaspekte eine geringere Wirkung, aber zumindest kann keiner mehr behaupten, dafür keine Zeit zu haben.

Damit Bewegung Effekte in kurzer Zeit hervorrufen kann, ist es wichtig, dass sie intensiv und manchmal ausbelastend ist – besonders dann, wenn die Belastungsphasen extrem kurz sind und wie im Beispiel der vorgenannten Studie nur noch 1 Minute umfassen. Es werden Prozesse ausgelöst, die im Anschluss an die kurze Einheit nachwirken – so als würde der Organismus „nachsitzen" müssen, um die ausgelösten Prozesse und Aufgaben aufzuarbeiten. Die Nachwirkungen können Zeitgeplagten ermöglichen, dennoch adäquate Trainingsreize für Fitness und Gesundheit zu setzen, aber bitte nicht kurz vorm Zubettgehen, um den Schlaf nicht zu beeinträchtigen. Diese Art des Sports ist als HIT (high intensity training) oder HIIT (high intensity interval training) bekannt. Dabei geht es immer um intensive körperliche Anstrengung über eine kürzere Dauer.

Allerdings ist vor höheren Trainingsintensitäten eine ausreichende Erwärmung zum Schutz vor Verletzungen unabdingbar und die technisch korrekte Ausführung ist noch wesentlicher im Vergleich zu moderaten Belastungen. Gesundheitliche Bedenken gegen ein HIT können durch eine ärztliche Sporttauglichkeitsuntersuchung ausgeschlossen werden. Selbst bestimmte Patientengruppen können von einem intensiven Training besser profitieren und es stellt bei richtiger Durchführung kein höheres Risiko dar. Der systematische Review von Xie et al. (2017) zeigte die Einflüsse von HIIT auf Herzpatienten (Xie et al., 2017). Lavin-Pérez und Kollegen (2021) untersuchten den Einfluss von HIIT bei Krebspatienten und Menschen, die eine Krebserkrankung überstanden haben (Lavín-Pérez et al., 2021). Es zeigten sich diverse positive Effekte, die sich jedoch nicht eindeutig von denen niedrigintensiver oder moderater Aktivitäten unterschieden (zu den positiven Effekten von Bewegung bei Krebserkrankungen s. a. S. 57 ff.).

Bleibt die erfreuliche Nachricht, dass Sport und Bewegung auch mit wenig Zeit erfolgreich und wirkungsvoll sein können. Sinnvoll ist immer, Ausdauer und Kraft zu kombinieren, um einerseits Zeit zu sparen und andererseits die positiven Eigenschaften beider Bewegungsarten zu nutzen. Allein ein paar Läufe auf der Stelle zwischen Kraftübungen wie Liegestütze, Kniebeugen, Bodenrudern und Unterarmstütz sind da schon ausreichend. Dynamischer wird es, wenn statt Läufen Seil- oder Strecksprünge beziehungsweise Hampelmänner gemacht werden. Du wirst beeindruckt sein, wie schnell du dich gefordert fühlst. Dabei kannst du die Intensität in der Einheit jederzeit für einen Moment reduzieren, wenn es dir zu viel wird.

Kurz zusammengefasst

1. Wenn du meinst, wenig Zeit für Bewegung zu haben, dann beantworte dir als Allerersten ehrlich, ob es wirklich an der Zeit liegt oder andere Faktoren gibt, die dich davon abhalten.
2. Mach dir eines klar: Wenn du keine Zeit für Bewegung hast, bedeutet das im Endeffekt, dass du keine Zeit für deine Gesundheit hast. Kannst du dir selbst glaubhaft erklären, was wichtiger ist als deine Gesundheit?
3. Dir fehlt Zeit für gezielte Sporteinheiten? Dann gestalte deinen Alltag aktiver. Meetings und Telefonate im Stehen und Gehen. Kurze Unterbrechungen des Sitzens und gemeinsame Aktivitäten als 3-Minuten-Impulse im Team haben eine Wirkung auf deinen täglichen Bewegungsumfang und deine Produktivität.
4. Wer zeitsparend trainieren will, kann innerhalb von Minuten viel bewegen. Kurze hochintensive Trainings haben sich in verschiedenen Studien als wirkungsvoll herausgestellt. Die körperliche Leistungsfähigkeit lässt sich entwickeln und umfangreiche Gesundheitseffekte können erzielt werden. Wer Bedenken hat, ob das Training aus medizinischer Sicht in Ordnung ist, kann eine Sporttauglichkeitsuntersuchung machen.
5. Wer sich zeitsparend bewegen will, profitiert von einer Kombination aus Kraft und Kondition, um das Herz-Kreislauf-System und die Muskeln zu stärken.
6. Die Effizienz von HIIT ist eine Einladung an Menschen mit chronischem Zeitmangel. Betont sei aber, dass es nicht sinnvoll ist, einmal pro Woche Vollgas zu geben und sonst nichts zu machen. Wer häufig unter Strom steht, sollte bewusst Bewegung ohne Leistungsdruck und Belastungsspitzen absolvieren, um sie als aktive Regeneration zu nutzen.

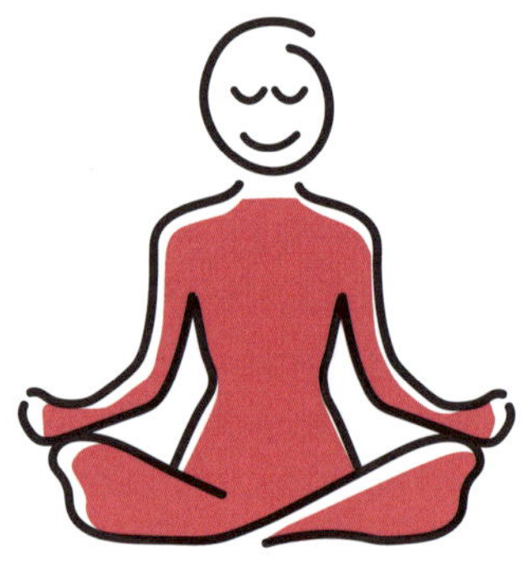

26
DEM STRESS BEINE MACHEN

„Es ist nicht besonders clever, eine Misere durch eine andere auszutauschen. Auch wenn sich das Schlechte dann besser anfühlt.“

Wie reagierst du, wenn du von Stress hörst oder liest? Ist dieses Wort für dich negativ besetzt? Entstehen direkt Szenen vor deinem inneren Auge, in denen du dich selbst gestresst fühlst? Für viele Menschen ist Stress negativ geprägt. So muss es aber in der Realität nicht sein. Es ist gut, Stress zu verstehen, um an ihm zu wachsen und vernünftig mit ihm umzugehen.

Alles, was unseren Organismus aus dem Gleichgewicht bringt, ist Stress. Selbst wenn du dich nur entscheidest, eine Runde laufen zu gehen, ein spannendes Buch liest oder in der Sonne schwitzt.

Ein Stressor ist ein Reiz, der deinen Organismus in die Lage versetzt, sich anzupassen – unter anderem, indem er beim Laufen die Herzfrequenz steigert und die Atmung beschleunigt. Beim Lesen durch eine vermehrte Aufmerksamkeit und die Ausschüttung konzentrationsfördernder Botenstoffe. Und beim Braten in der Sonne, indem beispielsweise der Körper über die Haut abzukühlen versucht, der Kreislauf angeregt ist und dunklere Pigmente in die Haut eingelagert werden. Empfinden wir das alles immer als anstrengenden und belastenden Stress? Der eine mehr, der andere weniger, aber zumindest sind es nicht die klassischen Situationen, in denen von Stress gesprochen wird.

Stress ist immer auch ein Reiz für Anpassung, Wachstum und Entwicklung. Die ausgeschütteten Stresshormone machen zunächst wacher und leistungsfähiger. Dazu zählen Dopamin und bei längerer Stressreaktion Adrenalin und Noradrenalin. Später kommt noch Cortisol dazu. Beruhigt sich die Lage wieder schnell, schüttet der Körper Morphin aus.

Wer also schon im ersten Schritt ein durch Stress ausgelöstes Schwitzen, eine beschleunigte Herzfrequenz und eine flachere Atmung so wahrnimmt, dass der Körper gerade alles einrichtet, um der folgenden Situation gewachsen zu sein, verändert das möglicherweise negative Stressempfinden. Der ganze Körper macht sich schließlich leistungsfähiger und seine Reaktion ist eine **Antwort der Stärke**.

Wir müssen nicht um den heißen Brei herumreden: Stress hat eine belastende Seite, wenn er dauerhaft ist und ohne ausreichende oder angemessene Regeneration auftritt. Teil der kurzfristigen Stressreaktion ist, dass Blutzuckerspiegel, Puls und Blutdruck steigen. Kann das gesund sein, wenn dieser Zustand über Tage, Wochen, Monate oder gar Jahre anhält? Natürlich nicht!

Wer es nicht schafft, angemessene Strategien zur Regeneration zu wählen, der schadet sich massiv. Ausschließlich Jahresurlaub oder Wellnesswochenenden helfen da nicht. Wer glaubt, dass die Zigarette oder die abendlichen alkoholischen Getränke stressmindernd wirken, sitzt einem Irrglauben auf. Die Situation mag sich zwar an der Oberfläche entspannter anfühlen, aber der Organismus macht dafür andere Baustellen auf. Selbst das Sabbatical ist keine dauerhafte Lösung, wenn mit der Auszeit nicht ein Lebenswandel einhergeht, der mit der Rückkehr in den Alltag eine andere Einstellung und einen besseren Umgang mit den Herausforderungen beinhaltet.

Fest steht, dass es im Alltag bessere Reaktionen auf Stress als Belastung gibt und dass wir letztlich kein Stressproblem, sondern vielmehr ein Regenerationsproblem haben. In einer Übersichtsarbeit werden umfangreiche Vorteile von Bewegung auf Stimmung und psychische Anspannung beschrieben (Powers et al., 2015). Dazu gehört, dass, anders als bei medikamentöser Behandlung, keine schädlichen Nebenwirkungen entstehen. Die Autoren des Buches „Spark" lassen keinen Zweifel an der positiven Wirkung von körperlicher Aktivität auf psychischen Stress und heben hervor, dass Bewegung nicht nur ein enormes Potenzial zum Stressabbau bereithält, sondern auch im Gehirn mehr Kontrolle schafft und damit mehr Ressourcen entstehen lässt (Ratey & Hagerman, 2013, S. 57–110). Diese Effekte wirken auf zellulärer Ebene, indem Bewegung emotional und biochemisch die Gefühle von Stress steuert.

Auf den Punkt gebracht bedeutet dies, dass körperliche Aktivität den Organismus trainiert, den durch Stress induzierten Schäden besser gewachsen zu sein und auf molekularer Ebene schneller und wirksamer zu regenerieren.

Bewegung lenkt zunächst die Hirnaktivität aus dem präfrontalen in den motorischen Kortex. Das kennen wir schon aus dem Kapitel „Bewegungsglück" und wissen, dass das gut ist, um Ärger, Kummer oder Sorgen kurzerhand auszublenden. Vor allem rhythmische und zyklische Bewegungen wie bei vielen Ausdauersportarten, darunter Laufen, Gehen, Radfahren, Schwimmen, Tanzen und Wandern, können das Gehirn regelrecht beruhigen. Immer von Vorteil ist es, diese an der frischen Luft und draußen in der Natur durchzuführen. Aber auch eine Runde Tischtennis, Tischfußball oder ein paar Hantelübungen können Entspannung für den Kopf sein. Vornehmlich der Wechsel aus muskulärer An- und Entspannung sorgt für eine bessere Balance und für ein gesteigertes Körperbewusstsein.

Wer es jetzt noch schafft, regelmäßig in Bewegung zu kommen, der legt sich, bildlich gesprochen, einen **Entspannungsvorrat** an. Gemeint sind damit Puffersysteme, die dem Organismus ermöglichen, in Stresssituationen die ausgeschütteten Hormone besser zu kompensieren oder sogar weniger davon zu produzieren. Bewegung begünstigt auch in dieser Hinsicht dein Leben.

Da unser angeborener Flucht- oder Angriffsinstinkt tief verankert ist, dürfen wir gelegentlich einfach kurz innehalten und uns fragen, was jetzt das schlimmste Resultat der Situation sein kann, um uns mit der entsprechenden Antwort wieder zu beruhigen. Denn die Situationen, in denen wir Fressfeinden gegenüberstehen, sind ebenso selten geworden wie die Jagd hinter einem Mammut her, um die Familie zu ernähren. Und ehrlich gesagt ist die aufblinkende Nachricht auf dem Smartphone kein Grund, mit Flucht oder Angriff zu reagieren, oder?

Kurz zusammengefasst

1. Stress ist ein natürlicher und wichtiger Begleiter im Leben. Vorübergehend macht er dich leistungsfähiger.
2. Dauerhafter Stress macht krank, weil der Organismus ständig unter Strom steht.
3. Ein angemessener Umgang mit Stress fängt mit der richtigen Einstellung an. Dein Organismus will dich mit der Stressreaktion nur unterstützen.
4. Besonders geeignet sind zyklische Bewegungen, weil sie uns in einen angenehm gleichmäßigen Rhythmus versetzen können. Das geht unter anderem beim Spaziergang, Wandern, Radfahren und Schwimmen. Andere Arten von (intensiver) Bewegung sind ebefalls gut geeignet und stärken unsere Stresspuffer.
5. Eine gute Reaktion auf psychische Anspannung ist, sich Pausen zu gönnen, um zu regenerieren. Diese können in Bewegung verbracht werden oder bewusst ohne jede Ablenkung. Einfach atmen und den Körper beobachten statt Smartphone oder Tagesplanung.
6. Entspannung ist ein täglicher Begleiter und keine Urlaubsmission.

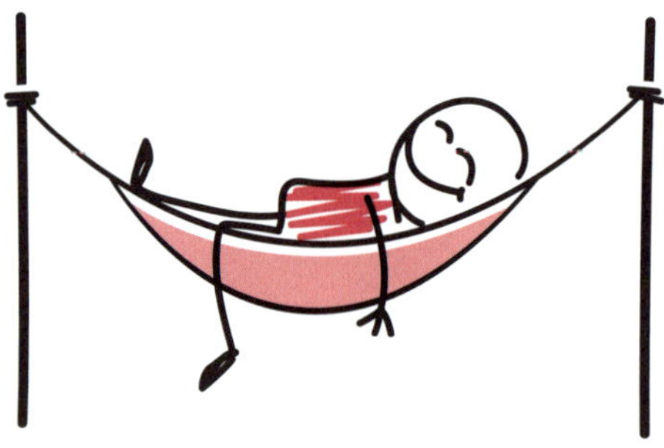

27 BEWEGUNGSFORM

„Nur weil nach einer Joggingrunde noch keine sichtbaren Veränderungen im Spiegel zu sehen sind, war die Einheit dennoch nicht wirkungslos. Guck mal weiter oben, da sieht man wenigstens schon die roten Wangen …“

Gibt es beim Blick in den Spiegel Körperzonen, die dir nicht gefallen? Wenn nein, dann möchte ich dir gratulieren. Du hast ein sehr gutes Selbstbewusstsein, denn es sind meist die eigenen Erwartungen, die uns bei der körpereigenen „Schnitzeljagd“ immer wieder (p)fündig werden lassen. Deshalb vorab meine Botschaft an dich: Die Schönheitsideale, die in vielen Medien und Plattformen verbreitet werden, haben nichts mit Gesundheit, oft nicht einmal mit Ästhetik zu tun. Starkes Übergewicht hingegen, aber auch ein deutlich zu niedriges Körpergewicht sind eine Belastung für den Organismus. In beiden Fällen spielt eine ausgewogene und vollwertige Ernährung eine wichtige Rolle und Betroffene brauchen unter Umständen eine verantwortungsvolle und professionelle Begleitung.

Zwar ist bei Über- oder Untergewicht Ernährung von zentraler Bedeutung, doch mit Bewegung steht ein kleiner Bruder an ihrer Seite. Abhängig von den Zielen nimmt der Einfluss von Bewegung deutlich zu, wenn es darum geht, Muskeln aufzubauen, um den Körper zu straffen. Viele Menschen möchten sich in ihrem Körper wohler fühlen, indem sie ein paar überflüssige Pfunde loswerden oder sich mehr Muskeln wünschen. Es ist eine schöne Nachricht, dass Bewegung das kann und dass ein solches Training, angemessen durchgeführt, der Gesundheit zuträglich ist.

Was ist im Kontext der Körperformung wichtig?
Zum einen, dass wir uns in der heutigen Zeit bis auf wenige Vollzeitsportler:innen kaum so viel bewegen können, wie wir durch den Verzehr falscher Nahrungsmittel an überschüssigen Kalorien aufzunehmen in der Lage sind. Selbst wenn sich ein Mensch sportlich engagiert, hat eine angemessene Ernährung einen hohen Stellenwert. Andernfalls könnte sich trotz Sport die Form verschlechtern.

Wer beispielsweise abnehmen möchte, sollte sich während des Trainings unnötige Energie- und Mineraldrinks sparen. Sie enthalten oft Zucker oder Zuckerersatzstoffe, die für die Fettverbrennung hinderlich sind. Besonders wichtig ist es, tagsüber die Sitzzeiten, die den Stoffwechsel lähmen, zu reduzieren. Untersuchungen zeigen, dass der Körper ohne gezielten Sport, aber aus einem aktiven Alltag heraus den Energieumsatz deutlich steigern kann (Kotz & Levine, 2005; Levine, 2004, 2007).

Der Körper kann bei höheren Intensitäten Fett verbrennen und tut dies in der Regel schon in den ersten Minuten der Bewegung. Beachte, dass der prozentuale Anteil der Fettverbrennung bei niedrigen Intensitäten höher ist. Das liegt an der Verbrennung von Fetten, also an der Energiebereitstellung im Organismus. Absolut betrachtet kann bei hohen Intensitäten die Fettverbrennung höher sein, insbesondere bei Belastungen von sehr langer Dauer. Es liegt außerdem nahe, dass nach einer Belastung der Körper die Energiespeicher wieder füllen möchte und sich dazu an den „langsamen Brennstoffen“, sprich: Fetten, bedient. Bei starken Energiedefiziten nach intensiven Trainingseinheiten sollte darauf geachtet werden, dass das Verlangen nach Nahrung nicht zum Griff nach Snacks mit Zucker verführt.

Mit Beginn einer Belastung nutzt der Körper alle Energiebereitstellungsmöglichkeiten. Konkret heißt das, dass Kohlenhydrate und Fette beim Aktivitätsstart zur Energiegewinnung genutzt werden. Also gute Nachrichten für alle, die immer geglaubt haben, dass die ersten 20 oder 30 Minuten ihrer Bewegungseinheit gar nicht auf ihr Ziel der Gewichtsreduktion einzahlen, weil sie vorher kein Fett verbrennen würden. Allerdings kann der jeweilige Anteil prozentual schwanken, was bedeutet, dass sein Beitrag im Laufe der körperlichen Aktivität unterschiedlich wichtig ist.

Jedem Menschen, der abnehmen möchte, empfehle ich, auf Kraftübungen zurückzugreifen. Muskulatur verbrennt mehr Energie, selbst bei körperlicher Ruhe. Gleichzeitig kann während des Sports mehr Energie verbrannt und das Risiko des oft beschriebenen Jo-Jo-Effekts so verringert werden.

27.1 MUSKELAUFBAU

Widmen wir uns dem Muskelaufbau, mit dem wir einen ganzen Werkzeugkoffer zur Modellierung und Formgebung für unseren Körper erhalten. Schön, dass Krafttraining längst keine Domäne des Bühnensports Bodybuilding ist, sondern sich in allen Altersgruppen und Gesellschaftsteilen etabliert hat! Das ist besonders vor dem Hintergrund des wertvollen Beitrags zur Gesundheit zu sehen.

Jeder Mensch kann Muskeln aufbauen und das bis ins hohe Alter. Dies gilt für Menschen über 60 Jahre (Mayer et al., 2011) ebenso wie über 75 Jahre (Grgic et al., 2020) im Allgemeinen und für Gebrechliche fortgeschrittenen Alters im Speziellen (Lopez et al., 2018). Die Art und Weise kann aufgrund persönlicher Vorlieben sehr unterschiedlich sein. Das gilt auch für die Anpassungsfähigkeit, die in Teilen genetisch geprägt ist. Muskeltraining ist nicht nur aus ästhetischer Sicht bei vielen Menschen beliebt, sondern wegen des gesundheitlichen Nutzens von hoher Relevanz.

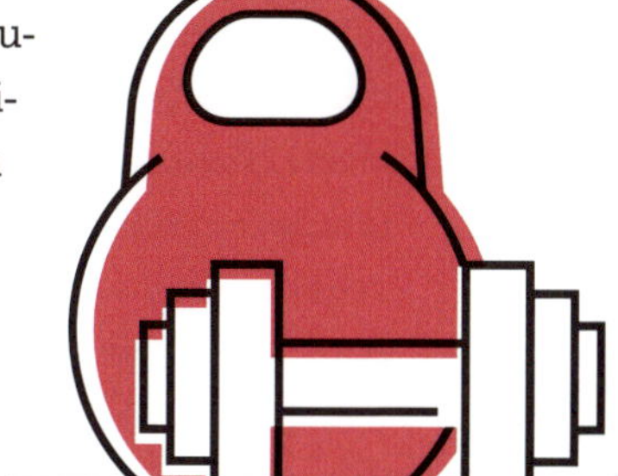

Die Sorge mancher Frauen, Kraftsport vermännliche ihr Erscheinungsbild, ist meist unbegründet. Zwar zeigen neuere Studien, dass beide Geschlechter gleichermaßen schnell einen Muskelaufbau erzielen können (Smith & Mittendorfer, 2012), doch bleiben die absoluten Zuwächse nach der Pubertät bei Frauen geringer (Abe, 2003). Der natürliche Muskelanteil bei Frauen liegt im Vergleich zu Männern bei etwa 60 %. Für das weibliche Geschlecht gilt als Faustformel, dass sie im Laufe ihres Lebens dopingfrei etwa 9 bis 12 kg Muskeln aufbauen können. Das entspricht etwa der Hälfte des Aufbaupotenzials gegenüber dem männlichen Geschlecht. Für große Muskelzuwächse müssen beide Geschlechter oft ein jahrelanges Training mit hohem Aufwand betreiben, wobei Ernährung und Regeneration außerdem eine Rolle spielen. Anders als viele Jahre behauptet, konnte inzwischen nachgewiesen werden, dass nicht der männliche Hormonhaushalt und das Sexualhormon Testosteron allein den Muskelzuwachs begünstigen (Bhasin et al., 2001; Vingren et al., 2010), sondern auch die Hormone Östrogen (M. Brown, 2013) und Progesteron (Smith et al., 2014) sowie Wachstumshormone, von denen Letztere bei Frauen in höherer Konzentration vorliegen (Blagrove et al., 2020; Engström et al., 1998). Frauen könnten außerdem in den ersten zwei Wochen des Menstruationszyklus besonders vom erhöhten Östrogenspiegel in Bezug auf ein Muskelaufbautraining profitieren (Wikström-Frisén et al., 2017), wenngleich eine neuere Übersichtsarbeit diese Effekte als geringer einstuft (Blagrove et al., 2020).

Testosteron oder ähnliche Substanzen sind beliebte, allerdings verbotene Dopingmittel, die selbst im Breitensport verwendet werden. Obwohl für diese Substanzen Nebenwirkungen und Gesundheitsschäden bekannt sind, ist der Wunsch nach schnellen Trainingsfortschritten und großen Muskeln bei manchen Menschen scheinbar ausschlaggebender.

Um eine möglichst starke Wirkung aus einem Muskeltraining zu erzielen, empfiehlt sich für alle Menschen, große Muskelgruppen wie Beine und Gesäß zu trainieren. Sie haben naturgemäß einen größeren Energieumsatz und durch ihre Masse mehr Einfluss auf die vielfältigen gesundheitsförderlichen Faktoren.

27.2 ALLTAGSNAHES, FUNTIONALES TRAINING

Ein Training sollte alltagsnah erfolgen und auf die persönlichen Ziele und die gesundheitliche Verfassung ausgerichtet sein. Wer sich nicht auskennt, sucht sich besser eine kompetente Unterstützung. Mit alltagsnah meine ich, dass das Training und die Übungen so gestaltet sein sollten, dass sie die Leistungsfähigkeit im Alltag fördern. So sollten Menschen, die schwer heben oder tragen, schauen, dass sie einen starken Rumpf haben. Personen, die einseitige Körperhaltungen einnehmen, sollten neben dem unbedingt notwendigen Ausgleich im Alltag wie durch die

3×3-Formel® zusätzlich spezifische Trainings zur Stabilisierung der jeweiligen Körperregionen absolvieren. Dann kann der Körper durch eine starke Muskulatur besser vor diesen Alltagsbelastungen geschützt werden.

Wünschenswert ist ein funktional ausgerichtetes Training. Das bedeutet, dass die verschiedenen Muskelketten ihrem natürlichen Zusammenspiel entsprechend gekräftigt werden. Viele maschinengeführte Trainingsübungen sind eher unvorteilhaft, weil sie die Bewegung zu stark isolieren. Vorteilhaft sind diese Methoden nur dann, wenn aufgrund von fehlender Erfahrung oder verletzungsbedingten Einschränkungen ein schrittweiser Aufbau erforderlich ist. In allen anderen Fällen sollten wir unseren Körper und seine Muskeln so verwenden, wie es von der Natur und Evolution vorgesehen ist.

Natürlich sind heutzutage künstliche Bewegungsräume wichtig geworden, weil sich das Alltagsleben stark verändert hat und zunehmend unbewegt geworden ist. Doch auch in den Bewegungsräumen können wir natürliche Bewegungsformen absolvieren. Fitnessstudios oder andere Anbieter sind nicht notwendig, um ein wirkungsvolles Training durchzuführen. Wer aber Spaß an den Angeboten hat, sollte sie unbedingt regelmäßig nutzen. Womit wir bei den wichtigsten Grundsätzen für Trainingserfolge angekommen sind, die gleichermaßen Kraft- und Ausdauersport betreffen. Nur wer kontinuierlich am Ball bleibt, profitiert dauerhaft und langfristig von der Bewegung. Mit jedem zusätzlichen Lebensjahr wird es wichtiger, sich aktiv um die eigene Gesundheit zu kümmern. Bewegung ist ein zentraler Beitrag.

Wer seine Einheiten abwechslungsreich gestaltet, trainiert smart und erspart sich meist viel Zeitaufwand. Denn das weitverbreitete Prinzip, immer mehr Zeit, häufigere Einheiten und höhere Intensitäten für einen Trainingsfortschritt aufzubringen, unterschätzt das Potenzial der Abwechslung.

Noch einmal möchte ich jedem Menschen ans Herz legen, den Start in den Tag bewegt zu verbringen (s. S. 25 ff.). Die Kombination von kreislaufaktivierenden und kraftvollen Bewegungen nach vorheriger Mobilisation erzeugt eine energiebringende Wirkung und ein spürbares Wohlbefinden.

Kurz zusammengefasst

1. Bewegung macht gesund und lässt dich auch so aussehen. Wichtig ist, den wertschätzenden Umgang mit sich selbst zu finden, um Sport nicht zum Mittel des täglichen Schönheitswahns zu machen.
2. Ohne die richtige Ernährung kann Sport allein kaum so umfangreich betrieben werden, dass er die vielen Kalorien aus Fastfood und Süßigkeiten aufwiegt. Beides in Kombination ist allerdings unschlagbar.
3. Wer mehr Muskeln haben möchte, kommt an Krafttraining nicht vorbei. Die Empfehlung ist, große Muskelgruppen zu trainieren, am besten abwechslungsreich, funktional und regelmäßig.
4. Für ein erfolgreiches Training brauchst du kein Studio. Wenn du allerdings Spaß daran hast, passt es zu dir und ist schon deshalb die richtige Wahl.
5. Jeder Trainingsfortschritt setzt sich aus regelmäßigen und wirkungsvollen Trainingsreizen und ausreichender Regeneration zusammen. Muskelkater ist ein deutliches Indiz dafür, dass der Körper Erholung braucht, bevor die nächste Einheit folgt.
6. Sport ist immer eine gute Gelegenheit, mit anderen Menschen gemeinsam aktiv zu werden und das Miteinander zu fördern. Ein Aspekt, der im Alter für die allgemeine Gesundheit zunehmend an Bedeutung gewinnt.

28
ZUVIEL DES GUTEN

„Weniger ist weniger und davon lieber mehr."

Nach fest kommt ab! Kennst du den Spruch?
Es gibt für jedes Handeln eine Grenze, danach wird aus einer guten Sache etwas Belastendes und Verschleißendes. So zumindest lässt sich der Effekt von zu viel, teilweise einseitigem Sport umschreiben. Dabei entstehen bei intensivem Training unter anderem Symptome für ein Übertraining (Cardoos, 2015). Statt durch den Sport stärker zu werden, baut der Körper ab, weil es an die Substanz geht. **Wer intensiv trainiert hat, braucht mehr Zeit zur Regeneration.** Ein Indiz dafür kann ein Muskelkater sein. Dieser ist weder im ersten Moment schädlich noch ein wichtiges Kriterium für ein erfolgreiches Training. Fakt ist, dass der Körper Zeit für Reparaturen braucht und dafür Ruhe benötigt, denn die Kombination aus zu hohen Trainingsreizen und inadäquater Erholung ist für ein Übertraining maßgeblich (Meeusen et al., 2013). Allgemeine Müdigkeit, Leistungsabfall, Infektanfälligkeit, Gemütsschwankungen und sogar Gewichtszunahme oder untypische Lustlosigkeit auf das sonst beliebte Training können Anzeichen eines Übertrainings sein. Und ein sich ankündigender Infekt ist immer ein Anlass für eine Trainingspause.

Ein handfestes Übertraining ist purer Verschleiß und kann mit einem physischen und psychischem Stresszustand umschrieben werden. Der Organismus kommt nicht mehr hinterher. Neben zu viel und zu intensiven Trainingseinheiten können mangelnde Regeneration, unzureichende Ernährung, klimatische, hormonelle und gesundheitliche Faktoren eine Rolle spielen. Im Zweifel können eine ärztliche Untersuchung und ein Blutbild für Klarheit sorgen. Die Steuerung der adäquaten Trainingsumfänge bei Leistungssportler:innen ist seit geraumer Zeit Gegenstand wissenschaftlicher Forschung (Carfagno & Hendrix, 2014).

Zwar ist unser Körper für hohe Bewegungsumfänge ausgelegt und kann anspruchsvolle Einheiten gut kompensieren, aber großen Einfluss haben darauf ebenso Trainingslevel, Technik und der Umfang hoher Intensitäten.

> Exkurs – Bewegungsumfang und -intensität

Zur Bestimmung des Umfangs sportlicher Aktivitäten verwendet man in der Sportwissenschaft die Maßeinheit MET (metabolic equivalent task). Der wöchentliche Umfang sollte bei 18–25 MET liegen. Ein MET resultiert in einem Kalorienverbrauch von 1 kcal/kg Körpergewicht pro Stunde. So verbraucht man beim Schwimmen etwa 8 MET, und Joggen, Tennis- oder Fußballspielen etwa 7 MET. Arbeiten im Haushalt lohnen sich mit Staubsaugen (6 MET), Rasenmähen (5,5 MET) und Gartenarbeit (5 MET). Wer das Bedürfnis nach ruhigeren Aktivitäten hat, kann über die Dauer zu gleichen Ergebnissen kommen und dafür beispielsweise auf Walken oder Radfahren mit je 4 MET, Spazierengehen mit etwa 3 MET zurückgreifen. Eine 70 kg schwere Person verbraucht am Ende eines einstündigen Spaziergangs mit etwa 200 kcal ebenso viele Kalorien wie nach 30 Minuten Staubsaugen. Die Angaben zeigen, dass bestimmte Aktivitäten in kürzerer Zeit schnellere Resultate bringen und können die Auswahl der richtigen Bewegungsform bei weniger zeitlichen Ressourcen unterstützen. Zusätzlich bestimmt die Intensität einer Aktivität den Kalorienverbrauch.

Bei moderater Belastung wie Hausarbeit, Gehen usw. kann es kaum ein Zuviel geben. Wenn aber die Intensität zunimmt und im klassischen Sinne von Sport die Rede ist, gibt es gesundheitliche Grenzen. Der größte Nutzen für intensives Sporttreiben in Bezug auf die Mortalität liegt bei Umfängen von 2,6–4,5 Stunden pro Woche (Schnohr et al., 2021). Zumindest der gesundheitliche Nutzen nimmt bei hohen Intensitäten und Umfängen ab, bevor irgendwann sogar gegenteilige Effekte für die Gesundheit auftreten (Sanchis-Gomar et al., 2016). Moderate Intensitäten sportlicher Aktivitäten hingegen entfalten bei Umfängen von 7 Stunden pro Woche noch positive Effekte in Bezug auf das Sterberisiko.

Verglichen wurden Gruppen mit 2,5 Stunden (19 % geringeres Mortalitätsrisiko) und 7 Stunden (24 % geringeres Mortalitätsrisiko) moderater Bewegung im Vergleich zu keiner gezielten Bewegung (Woodcock et al., 2011). Dabei kann es individuell sehr unterschiedlich sein, wann der Zeitpunkt erreicht ist und wo Belastungen sogar gesundheitsschädlich werden. Auch spielen gesundheitliche Vorbelastungen und das Trainingslevel eine wichtige Rolle.

Fakt ist, dass nur wenige Sportarten, die professionell betrieben werden, als gesundheitsförderlich gelten. Das macht sie nicht weniger beeindruckend, legt aber nahe, dass es Grenzen für gesunde Bewegung gibt. So dürfen sich die Langstreckenläufer:innen vergegenwärtigen, dass zu lange Belastungen bei zu hoher Intensität viele Prozesse im Körper auslösen, die Entzündungen fördern können. Blutuntersuchungen von Finishern nach Marathonrennen haben gezeigt, dass spezifische Blutmarker, die bei einem Herzinfarkt vermehrt auftreten, auch nach diesen sportlichen Großereignissen erhöht sind (Lara et al., 2019). Es handelt sich um die Marker Troponin, Kreatinkinase und Myoglobin. Die beiden Letzteren kommen zudem im Skelettmuskel vor und sind nicht herzspezifisch. Da die Forschung bisher keine eindeutigen Ergebnisse für eine gravierende Gesundheitsschädigung zeigen konnte, bleibt es wichtig, eine gute Trainingsvorbereitung für eine so anspruchsvolle sportliche Herausforderung einzuhalten und Herzerkrankungen durch eine medizinische Diagnostik auszuschließen.

Die Faustformel, dass alles, was extrem betrieben wird, nicht gesund ist, kann auch im Zusammenhang mit Sport als richtig bezeichnet werden. Wer seine Sportart obsessiv betreibt und dabei andere Lebensbereiche vernachlässigt, schadet sich (Szabo & Kovacsik, 2019). Sechs Kriterien für eine Sportsucht wurden von Griffiths und Kollegen (2005) ermittelt (Griffiths, 2005):

1. **Wenn Sport das Wichtigste im Leben ist.**
2. **Wenn Konflikte in der Familie und Partnerschaft wegen des Trainingsumfangs entstehen.**
3. **Wenn Sport zum Mittel für Stimmungsänderungen wird, um beispielsweise Situationen zu entfliehen.**
4. **Wenn der tägliche Trainingsumfang zunimmt.**

5. Wenn es zu deutlichen Stimmungseintrübungen kommt, wenn mal eine Sporteinheit ausfällt.
6. Wenn nach einer Trainingsauszeit der Sport wieder exzessiv betrieben wird und auf das gleiche Niveau ansteigt wie vor der längeren Pause.

Ebenso extrem ist es, wenn Menschen unter der Woche durchschnittlich 10 Stunden täglich sitzen und dann am Wochenende eine Trainingseinheit von 90 Minuten Dauer unter Vollgas absolvieren. Das mag der Organismus nicht, dem mit diesem Extremverhalten einiges aufgebürdet wird. Ein solches Vorgehen ist vermutlich ähnlich erfolgreich, wie tagelang vor einer Prüfung durchzufeiern, um dann am Tag vor der Prüfung den ganzen Stoff auswendig lernen zu wollen.

Info

Ein überwiegend inaktiver Alltag (sitzende Tätigkeiten) ist eine massive Beeinträchtigung der Gesundheit. Das ist heute wissenschaftlich umfangreich belegt (Park et al., 2020). Dagegen ist letztliche keine Form sportlicher Betätigung gewachsen.

Wer seinen Körper hingegen regelmäßig in erholtem Zustand und bei einer guten technischen Ausführung fordert, kann mit hohen Intensitäten den Organismus stärken und dabei Zeit einsparen. Je häufiger hohe Trainingsintensitäten auf der Tagesordnung stehen, desto wichtiger ist, dem Organismus über die richtigen Baustoffe in der Ernährung und eine gute Erholung ausreichend Regeneration zu verschaffen. Damit wird das Verständnis von Trainingssteuerung zu einem unverzichtbaren Baustein.

Moderate Aktivitäten sind am besten ein täglicher Begleiter.

Kurz zusammengefasst ✓

1. Kein Training kann erfolgreich sein, wenn der Körper nicht ausreichend Zeit zur Regeneration bekommt.
2. Insbesondere hohe Intensitäten können bei langer Dauer Stress für den Körper bedeuten. Das Verletzungsrisiko nimmt zu und aufgrund von zahlreichen Prozessen im Organismus verlängert sich die Erholungszeit.
3. Ein ermüdeter Körper braucht Ruhe. Ob ungewohnter Muskelkater, lustlos, platt oder ermattet, die nächste Trainingseinheit findet am besten statt, wenn du dich wieder frisch fühlst.
4. Dauerhafte Überforderung im Training zerstört nicht nur jeden Trainingsfortschritt, sondern belastet die Gesundheit im Allgemeinen. Damit verbunden ist ein hohes Verletzungsrisiko.
5. Moderate Aktivitäten können in hohem Umfang stattfinden. Auch sehr kurze, höhere Intensitäten stellen den Körper vor wenig regenerationslastige Herausforderungen und sind in einem vollen Alltag eine gute Möglichkeit, dennoch aktiv zu werden.

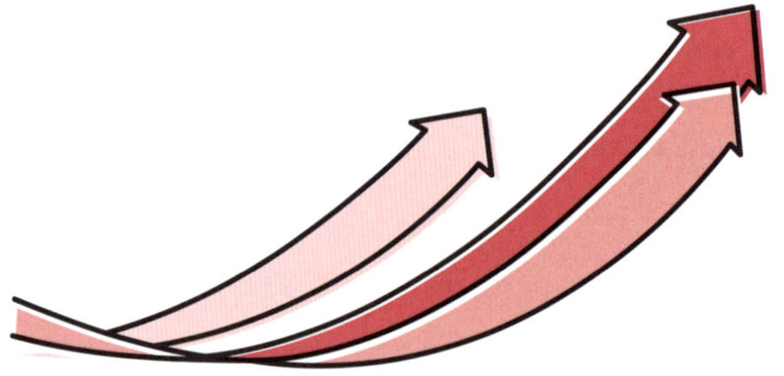

29
GESCHMEIDIG BLEIBEN

„Beweglichkeit wirkt auf allen Ebenen. Wer flexibel im Körper ist, profitiert davon auch im Kopf."

Beweglichkeit oder Flexibilität ermöglichen uns geschmeidige Bewegungsabläufe. Zwischen Beweglichkeit und Gelenkigkeit bestehen große Unterschiede. Auf die Gelenkigkeit haben wir weniger Einfluss, weil Gelenke nur ein vorgegebenes Maß an natürlicher Bewegungsfreiheit ermöglichen. Es gibt wenige Ausnahmen wie beispielsweise bei Zirkusnummern, wo Menschen ihre Gelenke (akut) „verletzungsfrei" überdimensional bewegen können. Die Ursachen dafür können unterschiedlich und beispielsweise genetischen Ursprungs sein. Zwar bleiben die unnatürlich anmutenden Bewegungen zum Zeitpunkt ihrer Durchführung verletzungsfrei, können aber auf Dauer ebenso die Gesundheit beeinträchtigen wie eine stark schwindende Mobilität bei Menschen, die sich nicht ausreichend um eine angemessene Beweglichkeit kümmern.

Unsere Beweglichkeit ist unterschiedlich beeinflussbar. Spannungszustände in der Muskulatur können die Flexibilität einschränken. Das ist bei einem hohen Muskeltonus (Muskelanspannung) der Fall. Auch die Veränderung des Gewebes durch den Alterungsprozess reduziert die Beweglichkeit, wenn nicht aktiv Einfluss genommen wird, da die Abnahme von Kollagen weniger beweglich macht. Natürlich haben die gewohnheitsmäßigen Formen von Bewegung im Alltag und vor allem Immobilität einen enormen Einfluss auf die Beweglichkeit.

Nicht nur Vielsitzer sind oft deutlich unbeweglicher, weil ihre dauerhafte unphysiologische Körperhaltung im gesamten Körper zu Spannungsverschiebungen und in vielen Bereichen zu Verkürzungen oder „Ausleiern" der Strukturen führt. Auch Kraftsportler:innen und Begeisterte des Muskelaufbaus haben häufig eine eingeschränkte Beweglichkeit in der Schulter und Brustwirbelsäule. Muskuläre Dysbalancen zwischen Muskelgruppen können zudem ihr Verletzungsrisiko und ihren Gelenkverschleiß erhöhen. Bei Läufer:innen führen umfangreiche Ausdauereinheiten zu einer ausgeprägten Waden- und Beinmuskulatur. Ohne angemessenes Beweglichkeitstraining nimmt ihre Flexibilität im Sprunggelenk ab und sie riskieren diverse Probleme mit den Sehnen (häufig Achillessehne).

Es gibt diverse Möglichkeiten, auf die Beweglichkeit einzuwirken. Von vielen sehr angenehm empfunden werden **Massagen** und Entspannungen, bei denen der Muskeltonus reduziert wird. Die Durchblutung wird angeregt und Verspannungen können gezielt reduziert werden. Die Flexibilität nimmt zu.

Eine rasche Veränderung der Muskelspannung kann durch **Atemübungen** wie eine gleichmäßige (tiefe) Atmung in den Bauch erreicht werden. Die Bauchatmung mindert den Spannungszustand und wirkt auf psychischer Ebene beruhigend, um auf diese Weise die Beweglichkeit unmittelbar zu beeinflussen. Maßgeblich verantwortlich ist hierfür die Zunahme der Aktivität vom Parasympathikus. Darüber hinaus sind **Ausgleichsbewegungen** bei einseitigen Körperhaltungen, die Muskelspannungen zwischen ganzen Muskelgruppen balancieren, ein probates Mittel. Bewegungen, die über den gesamten natürlichen Bewegungsradius ausgeführt werden, können die Beweglichkeit steigern. In diesem Zusammenhang spricht man vom Range Of Motion (ROM).

Dann gibt es natürlich noch **Dehnübungen**, die gezielt – häufig als Teil eines Trainings – durchgeführt werden können und die Beweglichkeit erhöhen (Harvey et al., 2002). Für die Dehnübungen im Yoga sind die positiven Effekte bei Schmerzen im Allgemeinen (Büssing et al., 2012; Posadzki et al., 2011; Ward et al., 2013), Rückenschmerzen im Speziellen (Chang et al., 2016; Cramer, Lauche, Haller, et al., 2013; Posadzki & Ernst, 2011) und bei rheumatoider Arthritis (Cramer, Lauche, Langhorst, et al., 2013; Haaz & Bartlett, 2011) wissenschaftlich belegt.

Uneinheitlich sind die Meinungen zum Thema **Dehnen und Sport**. Sowohl hinsichtlich des Zeitpunkts nach als auch vor einem Training gibt es keinen wissenschaftlichen Konsens. Grundsätzlich scheint Dehnen vor einer Belastung für schnellkräftige Belastungsformen eher kontraproduktiv zu sein, weil sich der Spannungszustand oder der Grad der Aktivierbarkeit in der Muskulatur reduziert und damit vorübergehend weniger schnellkräftig und mit geringerer Kraft angespannt werden könnte (Babault et al., 2010; Manoel et al., 2008; Sekir et al., 2009).

Nach einem Training ist die Spannungsreduktion eher von kurzer Dauer und es besteht das Risiko, eine beanspruchte Muskulatur durch ein intensives Dehnen zusätzlich zu belasten, statt die Regeneration zu begünstigen. Das Resultat könnten ein intensiverer Muskelkater und damit längere Regenerationszeiten sein, weil feinste Verletzungen als Risse in den Strukturen des Muskels verstärkt werden (B. G. Lee et al., 2012). Eindeutig belegt ist, dass Dehnen weder einen Muskelkater verringert noch verkürzt (Herbert et al., 2011). Vorrangig scheint Dehnen in Kombination mit vorherigem Sport die Wahrnehmung für den Spannungszustand zu verändern und damit primär mental zu wirken oder zu entspannen. Messbar sind die Spannungszustände zumindest nicht, auch wenn Dehnende nach der Sporteinheit einen positiven Effekt wahrnehmen.

Losgelöst von vorherigen oder nachfolgenden Trainingseinheiten und damit für sich alleinstehend, sind dem Dehnen viele positive Effekte zuzuschreiben. Nicht zuletzt ist eine **korrekte Körperhaltung** für die allgemeine natürliche Beweglichkeit wichtig. Wer überwiegend am Tag sitzt, bei dem verkürzen die Muskeln an der Hüfte (Hüftbeuger), auf der Oberschenkelrückseite (Beinbeuger), der Vorderseite im Oberkörper (Brust) und sogar am Hals (Kopfwender). Die Folge sind oft Verspannungen in Schulter- und Nackenbereich, Rückenschmerzen im unteren Rücken und/oder an der Halswirbelsäule. Die einzig nachhaltige Form des Ausgleichs muss im Alltag stattfinden, um frühzeitig den zunehmenden und teilweise kritischen Belastungen vorzubeugen, bevor diese zu Schmerzen und Schäden führen. Es ist nachgewiesen, dass anhaltendes Sitzen ohne entsprechenden Ausgleich den gesamten Haltungs- und Bewegungsapparat beeinträchtigt und natürliche Bewegungsabläufe komplett einschränkt. Das bedeutet, dass diese dann ohne entsprechende Wiederherstellung der Physiologie im Körper gar nicht mehr umgesetzt werden können. Unwohlsein, Schmerzen und Verschleiß sind unter diesen Voraussetzungen vorprogrammiert.

Sinnvoll zur behutsamen und angemessenen Förderung der Beweglichkeit ist es, mit einer **Mobilisation** zu beginnen, d. h. die Muskeln sanft durchzubewegen und damit zu erwärmen. Die gezielte Mobilisierung der jeweiligen Bereiche bringt oft schon eine Spannungsreduktion. Wer die natürliche Flexibilität dabei mit gleichmäßigen Bewegungen und über den kompletten Bewegungsradius ausschöpft, vergrößert seine Beweglichkeit. Eine gute Dosierung der eigenen Kraft und Schmerzfreiheit bei den Bewegungen sind entscheidend. Zwar dürfen die Bewegungen spürbar sein, aber keinesfalls zu unangenehmen Schmerzen führen. Ruckartige Bewegungen sind ebenso wie extern aufgebrachte Kräfte (sich in Dehnposition pressen lassen) meist kontraproduktiv und können Schäden verursachen.

Mit einer tiefen und gleichmäßigen Atmung kann eine gezielte Entspannung noch unterstützt werden und damit der Effekt der Dehnungen zusätzlich verbessert werden (Lederman, 2014). Bei Muskelverletzungen oder starker muskulärer Vorbelastung ist intensives Dehnen nicht ratsam. Dann lieber bei einer lockeren Mobilisation bleiben.

Wir kennen **statisches und dynamisches Dehnen**, wobei ein dynamisches, also wippendes oder federndes Dehnen kaum Einfluss auf die klassische Verbesserung der Beweglichkeit hat und eher als eine Form der Erwärmung herangezogen werden kann. Für das dynamische Dehnen als Erwärmung ist eine verbesserte Muskelleistung belegt, die sich auf Sprung- und Laufergebnisse auswirkt (Page, 2012). Neuromuskulär lassen die Muskeln bei dieser Art der Dehnung nur sehr bedingt Spannungsreduktionen zu. Das statische Dehnen hingegen ist vielversprechender, weil der Spannungszustand gezielt im Muskel-Sehnen-Apparat gesenkt werden kann. Muskel- und Sehnenspindeln wirken dabei als Sensoren, die Veränderungen der Spannung im Gewebe registrieren und dann Reflexe auslösen, die entweder die Muskelanspannung erhöhen oder reduzieren, um Verletzungen vorzubeugen. Um die Muskulatur optimal dehnen zu können, geht es logischerweise darum, die Sehnenspindeln so zu reizen, dass es zu einer Absenkung der Muskelspannung kommt. Dies wird durch langsame Positionswechsel begünstigt, bei denen die Dehnung schrittweise zunimmt. Über die Rezeptoren der Sehnenspindeln wird ein Streckreflex ausgelöst und die Muskeln entspannen sich reflektorisch. Diesen Effekt kannst du während einer Dehnung beobachten, indem sich die vorläufige Grenze deiner Beweglichkeit verschiebt. Der Dehnungsreiz verändert also schon innerhalb kürzester Dauer merklich deine Flexibilität.

Stellt sich die Frage, wie mit **Dehnen bei chronischen Schmerzen** umzugehen ist. Primäres Ziel ist es, die Schmerzsituation zu verbessern. Zahlreiche Studien sehen im Dehnen ein sehr gutes Vorgehen bei Belastungen des Alltags, ausgelöst durch Computerarbeit (Marangoni, 2010), Tennisarm (Martinez-Silvestrini et al., 2005) und patellofemoralem Schmerzsyndrom (Knie) (Mason et al., 2011), bei unspezifischen Rückenschmerzen (Chen et al., 2014) und Erkrankungen wie Morbus Bechterew (Silva et al., 2012) und Fibromyalgie (Lorena et al., 2015).

Der positive Einfluss des Dehnens auf diverse chronische Schmerzzustände steht zudem im Kontext entzündungshemmender Stoffe, die beim Dehnen ausgeschüttet werden. Damit könnte das Dehnen bei der Reduktion chronischer Entzündungskrankheiten, von Herzerkrankungen über Krebs bis hin zu Depressionen, an Bedeutung gewinnen. Betrachtet man das seit vielen Jahrhunderten praktizierte Yoga und seine Verankerung in der indischen Medizin bei chronischen Erkrankungen, sind diese Erkenntnisse nicht sonderlich überraschend.

Dehnen und Altern: Besonders begeistern dürfte die Übersichtsarbeit von Kato und Kollegen (2020) sowie Thomas und Kollegen (2021), die aus der existierenden Studienlage herausfiltern konnten, dass regelmäßiges Dehnen bei Menschen mittleren und höheren Alters das Gefäßalter reduzieren kann (Kato et al., 2020; Thomas et al., 2021). Dies zeigte sich in einer Reduktion der arteriellen Gefäßsteifigkeit, der Herzfrequenz, des diastolischen Blutdrucks sowie der Endothelfunktion. Als Endothel wird die innere Schicht der Gefäßwand bezeichnet. Es handelt sich dabei um spezielle Zellen, die in unterschiedlichen Geweben im Organismus vorkommen und wichtige Aufgaben beim Sauerstoffaustausch zwischen Gewebe und Blut haben, regulierend auf den Blutdruck wirken, Gerinnungs- und Entzündungsprozesse beeinflussen sowie an der Sprossung neuer Gefäße beteiligt sind.

Kurz zusammengefasst

1. Der Erhalt der Beweglichkeit ist wichtig und wird im Alter durch eine natürliche Abnahme der Flexibilität noch wichtiger.
2. Der Effekt von Dehnungen in Kombination mit schnellkräftigen Sportarten ist umstritten. Vor dem Sport kann es zu einer Leistungsminderung kommen und nach dem Sport entweder zu keinem/kaum einem Effekt. Zu intensives Dehnen der vorbelasteten Muskulatur kann sogar einen Muskelkater verstärken.
3. Ein sportunabhängiges Dehnen ist sinnvoll. Dann am besten mit Mobilisationsübungen beginnen. Gelegentliches Dehnen als Ausgleich einseitiger Körperhaltungen (Sitzen) hilft, den Haltungsapparat zu entlasten.
4. Statisches Dehnen in Kombination mit einer natürlichen Bauchatmung scheint die besten Effekte auf die Minderung des Muskeltonus zu haben.
5. Yoga ist eine empfehlenswerte Form der Bewegung, die Dehnung und Atmung wirkungsvoll verbindet.
6. Regelmäßiges Dehnen hilft bei diversen Schmerzerkrankungen und reduziert zusätzlich das Gefäßalter.

30 BEWEGTES LIEBESLEBEN

„Bewegung kann viele Gesichter haben und ist besonders dann nachhaltig, wenn es ein Lächeln hinterlässt.“

Die schönste Nebensache der Welt bringt Menschen auch in Bewegung. Der flotte Spruch über Bett- oder Horizontalsport beschreibt im Grunde einen Beitrag zur Gesundheit. Allerdings sind die gesundheitsförderlichen Eigenschaften von Geschlechtsverkehr hinfällig, wenn es zur Übertragung von Krankheiten kommt. Die richtige Form der Verhütung spielt dann für die Gesundheit eine alles entscheidende Rolle.

Da in der Medizin Zusammenhänge von Sexualität und Gesundheit noch viel zu sehr vernachlässigt werden, möchte ich diesen Aspekt von Bewegung gern unter wenigen ausgewählten Gesichtspunkten thematisieren. Zunächst sei angemerkt, dass die meisten empirischen Studienergebnisse auf der Grundlage von heterosexuellem Geschlechtsverkehr (penil-vaginal) beruhen. Dementsprechend kann ich mich nur auf diese wissenschaftlichen Untersuchungen beziehen.

Laut Studien gibt es einen positiven Zusammenhang zwischen sexueller Aktivität und Lebenszufriedenheit. Menschen, die regelmäßig sexuell aktiv sind und erfüllenden Sex erleben, sind emotional und körperlich zufriedener (Cheng & Smyth, 2015). Aber es besteht zwischen dem allgemeinen Wohlbefinden und Sex kein linearer Zusammenhang, bei dem häufigerer Sex immer zu mehr Zufriedenheit führen würde. Scheinbar ist in Beziehungen der positive Zusammenhang bereits mit einem Liebesakt pro Woche sichergestellt (Muise et al., 2016). Unterstützt wird diese Aussage von einer Interventionsstudie, bei der Paare die Häufigkeit ihres Geschlechtsverkehrs verdoppeln sollten. Die Autor:innen konnten keinen positiven Zusammenhang für das Wohlbefinden nachweisen und mutmaßen, dass dies mit einem Rückgang des

Bedürfnisses nach Sex (Begehren) und der Freude beim Sex zusammenhängen könnte (Loewenstein et al., 2015).

30.1 ENERGIEVERBRAUCH BEIM LIEBESAKT

Es muss nicht immer die Joggingrunde oder Yogamatte sein, um Kilokalorien zu verbrennen, auch beim Sex steigt der Energiebedarf durch Bewegung. Naheliegend dürfte sein, dass für den Umfang verbrannter Kilokalorien Intensität und Maß an körperlicher Aktivität ausschlaggebend sind. Eine kanadische Studie untersuchte den Energieverbrauch bei jungen heterosexuellen Menschen und kam zu dem Ergebnis, dass Männer durchschnittlich etwa 100 Kilokalorien (ca. 4 kcal/Min.) und Frauen durchschnittlich etwa 70 Kilokalorien (ca. 3 kcal/Min.) verbrauchten (Frappier et al., 2013). Auch wenn ein moderates Ausdauertraining auf einem Laufband meist mehr als das Doppelte an Energieverbrauch bringt, kommen die Forscher:innen zu dem Ergebnis, dass der Liebesakt eine signifikante Form der körperlichen Aktivität darstelle.

30.2 GESUND DURCH LIEBESAKT

Grundsätzlich lässt sich sagen, dass gesunde Menschen von einem aktiven Liebesleben profitieren und dies Einfluss auf die allgemeine Lebenszufriedenheit haben kann. Eine Untersuchung über das Risiko für Herzinfarkte und koronare Herzerkrankungen zeigt, dass für gesunde Menschen mittleren Alters kein höheres Risiko durch häufigen Geschlechtsverkehr besteht, sondern eher von einer Schutzwirkung auszugehen ist (Ebrahim, 2002). Zudem konnte in einer Studie gezeigt werden, dass das Risiko für Prostatakrebs statistisch nicht negativ durch die Häufigkeit von Ejakulationen beeinflusst wird, im Gegenteil eine höhere Frequenz sogar statistisch mit einem niedrigen Risiko einhergeht (Leitzmann, 2004). Darüber hinaus gilt es, die gesundheitlichen Vorteile für ältere Menschen differenziert zu betrachten und insbesondere für solche, die gesundheitlich vorbelastet sind. Die zugrundeliegende Studie legt nahe, dass ältere Männer mit regem und intensivem Sexualleben ein höheres kardiovaskuläres Risiko haben. Dazu zählen aus Autorensicht Bluthochdruck, eine erhöhte Ruheherzfrequenz, erhöhte Entzündungswerte (CRP) und das Auftreten kardiovaskulärer Auffälligkeiten. Ältere Frauen hingegen haben kein höheres Risiko durch häufigeren Sex und können im Gegenteil sogar von der wahrgenommenen Qualität ihres Sexuallebens gesundheitlich profitieren (H. Liu et al., 2016). Letztlich ist es individuell sehr unterschiedlich, ob Häufigkeit und Intensität des Geschlechtsverkehrs negative gesundheitliche Auswirkungen haben. Die Autor:innen halten fest, dass es einen großen Unterschied macht, ob Geschlechtsverehr unter Leistungsgesichtspunkten stattfindet.

30.3 IMMUNBOOSTER DURCH LIEBESAKT

Der Einfluss eines aktiven Sexlebens wirkt sich einer Studie mit 112 Studenten zufolge positiv auf das Immunsystem aus. Danach ist die Häufigkeit des wöchentlichen Geschlechtsverkehrs mit der Höhe von Immunglobulin A (IgA) im Speichel verknüpft. IgA kommt auf den Schleimhautoberflächen vor und ist dort für die Abwehr von Erregern verantwortlich. Unterteilt wurden Studienteilnehmende in die Gruppen „keinen", „unregelmäßigen" (weniger als 1-mal wöchentlich), „regelmäßig" (1- bis 2-mal wöchentlich) und „häufigen" (3-mal oder häufiger pro Woche) Geschlechtsverkehr. Die Gruppe mit dem aktivsten Sexleben wies die höchsten IgA-Werte auf (Charnetski & Brennan, 2004).

30.4 ENTSPANNUNG DURCH LIEBESAKT

Der Geschlechtsverkehr zwischen Mann und Frau (penil-vaginal) ist laut Studie mit einem niedrigen Blutdruck und geringeren Stresslevel assoziiert (Brody, 2006). Die zugrundeliegenden Zusammenhänge sind bisher nicht hinreichend erforscht. Der Effekt konnte nicht bei Selbstbefriedigung aufgezeigt werden. Geht es allerdings darum, die Schlafqualität zu verbessern, zeigen sich Geschlechtsverkehr und Selbstbefriedigung als wirkungsvoll. Die Ausschüttung von Oxytocin, Prolaktin und die Reduktion von Cortisol begünstigen dies nach dem Höhepunkt. Die Effekte sind nach heterosexuellem Geschlechtsverkehr ausgeprägter und es können keine statistischen Unterschiede zwischen Mann und Frau nachgewiesen werden, wenn beide einen Orgasmus haben (Lastella et al., 2019).

Eine weitere Studie legt zudem nahe, dass Männer durch eine höhere Frequenz an Orgasmen und Frauen bereits durch das Erreichen eines Orgasmus von einer höheren Herzfrequenzvariabilität profitieren. Diese kennzeichnet eine größere Schwankungsbreite der Ruheherzfrequenz und wird mit einer höheren Aktivität des Parasympathikus verknüpft. Neben einer besseren Basis zur Regeneration beeinflusst die höhere Variabilität der Herzfrequenz die Gesundheit von Menschen im Allgemeinen positiv (Costa & Brody, 2012).

Kurz zusammengefasst

1. Beim Geschlechtsverkehr steigt der Energieumsatz und der Körper verbrennt mehr Kalorien.
2. Zwar gehen mit einem aktiven Liebesleben im Allgemeinen ein Zugewinn an Lebensqualität und ein Plus für die Gesundheit einher, allerdings können Männer im höheren Alter ein größeres kardiovaskuläres Risiko haben.
3. Die Häufigkeit von Geschlechtsverkehr scheint das Immunsystem zu stimulieren.
4. Geschlechtsverkehr kann zu einer Reduktion des Blutdrucks, der Ruheherzfrequenz und einer Zunahme der Herzfrequenzvariabilität führen.
5. Ein Orgasmus kann sich durch die Ausschüttung bestimmter Hormone und Botenstoffe positiv auf den Schlaf auswirken.

31 BEWEGUNGSZEITEN

„Auf eine kurze Unterbrechung zur Aktivierung zu verzichten mit dem Gedanken, dass sie sich nicht lohnt, ist wie bei größtem Durst auf einen Schluck Wasser zu verzichten, weil er den Durst nicht vollständig stillt."

Ein bewegungsarmer Alltag hat in den letzten Jahrzehnten dazu geführt, dass Menschen mit dem Bewusstsein, dass Bewegung ihnen guttut und wichtig für die Gesundheit ist, zu bestimmten Zeiten und oft in künstlichen Bewegungsräumen aktiv werden. Kommerzielle Sportangebote können drinnen und draußen stattfinden und sind ein wünschenswerter Ausgleich für den in der Gesellschaft latenten Bewegungsmangel. Du weißt inzwischen, dass das – selbst täglich betrieben – nicht ausreicht, um das Dauersitzen auszugleichen, und wirst daher häufiger im Alltag aktiv sein (Diaz et al., 2017). Auch hast du das Verständnis dafür, dass es kein besonderes Sportangebot braucht, um sich etwas Gutes zu tun, und dass sich die Bedürfnisse ebenso wie die Voraussetzungen für Bewegung individuell stark unterscheiden können. Wer macht, was ihm Freude bereitet, schafft zumindest für die Nachhaltigkeit eine gute Basis.

Wünschenswert ist, **täglich Zeit für Bewegung** aufzubringen und Abstand davon zu nehmen, es nur an bestimmten Wochentagen zu planen. Denn sport- oder bewegungsfreie Wochentage sorgen dafür, dass immer Entscheidungen zu fällen sind, wann Einheiten stattfinden oder wann ungeplante Ereignisse zumindest eine Verschiebung des Vorhabens nahelegen. Täglich hingegen bedeutet, dass Zeit für Bewegung fester Bestandteil jedes Tages ist, und das spart mühevolle Entscheidungen. Außerdem ist diese Form der Regelmäßigkeit und täglichen Routine für eine schnelle und dauerhafte Gewohnheitsbildung von großem Vorteil.

Bei täglicher Bewegung geht es keinesfalls darum, immer intensiver zu trainieren, sondern aktiv zu sein. Damit entstehen keine großen Regenerationszeiten, die viele veranlassen, trainingsfreie Tage einzuplanen. Wenn es doch mal zu viel oder zu intensiv war, wird am nächsten Tag trotzdem etwas gemacht, um den Rhythmus beizubehalten. Dann aber eben einfach etwas Regeneratives wie einen Spaziergang, ein leichtes Stretching oder eine angenehme Mobilisation.

Die meisten Menschen können ihre persönlichen Fitness- und Gesundheitsziele mit 20 Minuten gezielter Bewegung gut erreichen. Dazu am besten die Morgenroutine als 10-Minuten-Powerstarter und über den Tag die 3×3 Minuten nach dem Vorbild der 3×3-Formel® nutzen. Einen bewegten Alltag wie den Gang zum Bäcker, die Nutzung der Treppe und das Umhergehen beim Telefonieren zähle ich zum absoluten Fundament täglicher Aktivität, das ebenso wichtig wie selbstverständlich sein muss.

Und jetzt lass diese Botschaft für einen Moment sacken ...

20 Minuten täglich, keine fixen Öffnungszeiten, keine ständig wachsenden Trainingsumfänge und -intensitäten. Das ist machbar, oder?

Wenn es dir immer noch viel vorkommt, dann empfehle ich dir, mit den 3×3 Minuten über den Tag zu beginnen. Wenn du sie als Aktivierungen absolvierst, dann kommst du am Ende der Woche auf ein Bewegungspensum von über einer Stunde – ohne, dass du dafür ein Trainingsoutfit anziehen oder einen Sportanbieter aufsuchen musst. Gestaltest du diese Impulse jetzt noch etwas dynamischer, könnte diese Stunde sogar zu über 80 % die internationalen Guidelines für gezielte (intensive) Bewegungsumfänge erreichen. Die Empfehlungen der WHO sehen entweder 75 intensive oder 150 Minuten moderate (aerobe) körperliche Aktivität vor. Wenn du aktuell so gut wie gar keine Bewegung praktizierst, kannst du mit 3×3 Minuten pro Tag sofort deine Aktivitäten um 100 % steigern.

Wenn im zweiten Schritt die morgendliche 10-Minuten-Bewegungseinheit dazukommt (s. S. 25 ff.), sind es insgesamt 2 ¼ Stunden Sport pro Woche oder, anders formuliert, jede Menge gesundheitliche Vorteile und erheblich gesteigertes Wohlbefinden für dich.

Ich möchte dir ans Herz legen, diese Möglichkeit für Bewegung in deinen Alltag zu integrieren und sie, abhängig von deinem derzeitigen Bewegungsumfang, unter Umständen zunächst schrittweise zu etablieren. Weiterbringen wird es dich, egal welches Niveau und welcher Umfang, sowieso.

Für die Häufigkeit der sportlichen Aktivitäten spielen das persönliche Leistungsniveau und das Alter eine wichtige Rolle. Wer über eine geringe Grundfitness und -kondition verfügt, wird schneller an Grenzen stoßen und damit mehr Zeit zur Erholung brauchen. Der Körper passt sich aber durch regelmäßige Aktivitäten, angemessene Trainingsreize und ausreichend Erholung zügig an. Weiter muss die Versorgung mit Makro- und Mikronährstoffen stimmen.

Im Alter kann die Regenerationsdauer zunehmen, weil die Prozesse im Körper mehr Zeit in Anspruch nehmen. Dies lässt sich aber nicht verallgemeinern, weil eine fitte ältere einer jungen unfitten Person ohne Weiteres den Rang ablaufen kann. Wichtig bleibt, auf das persönliche Gefühl zu hören, um bei Muskelkater oder deutlichen Ermüdungserscheinungen einfach einen Gang zurückzuschalten. Weniger ist dann mehr.

Natürlich gibt es in unserer Gesellschaft viele Menschen, denen es schwerfällt, sich für Bewegung aufzuraffen. Eine gefestigte Routine und starke Gewohnheiten machen es auf Dauer leichter. Man muss sie aber erst einmal bilden. Wie wäre es, wenn es für dieses Mal keine Option gibt zu scheitern?

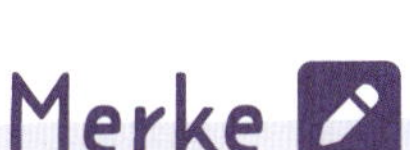

Bewegung

Tue es für dich als Wertschätzung!

Nimm den Druck raus! Es braucht keine Bestleistungen, Wettkämpfe oder Vergleiche.

Wer sich gut fühlt und danach vielleicht noch besser, dem wird es in Zukunft leichter fallen, aktiv zu bleiben.

> Exkurs – Bewegungsumfang und -intensität

Es kann sein, dass du dir die Eigenschaften für nachhaltige Bewegung noch aneignen musst. Es geht darum, dass du dir zunutze machst, dass dein Alltag beinahe zur Hälfte aus Gewohnheiten besteht, d. h. vielfach aus unbewussten Handlungen, die du verinnerlicht und automatisiert hast. Du kannst daher deinen Autopiloten, dein Denken und das damit verbundene Handeln auf diese Bewegungsroutinen programmieren. Es ist dann weniger Disziplin als eingefleischtes Muster.

Es beginnt damit, dass du zu Beginn deine Verhaltensmuster auf dein Vorhaben adaptierst, sprich: dir bestimmte Zeitfenster blockst, ein Verlangen in dir schürst, Motive entstehen lässt, Hürden beseitigst und dich vielleicht sogar bewusst unterforderst.

Stell dir vor, dass du dich mit deinem Vorhaben für Bewegung und Sport von deiner gewohnten und perfekten Autobahn entfernst, um auf einen holprigen Feldweg abzubiegen. Du weißt nicht, wo du auskommst und was dich auf dem Weg erwartet. Du beobachtest nur, dass es ungewohnt und fremd ist und der vorherige Weg doch viel vertrauter und einfacher erschien. Wenn du dich allerdings entschließt, diesen neuen Weg weiter zu beschreiten, dann wird nach einigen Tagen deines neuen Verhaltens aus dem Trampelpfad eine Straße und mit der Zeit eine neue perfekt ausgebaute Autobahn. Das ist, vereinfacht beschrieben, das ganze Geheimnis der Veränderung. *(In meinem Buch „Rendezvous mit dem Schweinehund" geht es genau darum, die richtigen Motive und Verhaltensweise mit hilfreichen Emotionen und Gedanken zu kombinieren, um die persönlichen Hebel auf Erfolg zu bewegen [Baak, 2020]).*

Appell !

Ein hilfreicher, ja vielleicht sogar heilsamer Gedanke, um einen aktiveren Lebenswandel anzustreben und dem Image des Couchpotatos abzuschwören, ist, sich zu vergegenwärtigen, dass der eigene Charakter immer das Ergebnis der eigenen Gewohnheiten ist.

Mit anderen Worten: Die vielen kleinen Bequemlichkeiten des Alltags formen das Herzstück deiner Persönlichkeit. Und jetzt die Frage: Was willst du sein und wie willst du dich selbst sehen oder wirken?

Dynamisch und aktiv oder faul und bequem? Ehrgeizig und engagiert oder träge und abgeschlagen? Passt deine Vorstellung von deinem Selbstbild zu deinem täglichen Handeln oder möchtest du etwas ändern?

Kurz zusammengefasst

1. Für die meisten Fitness- und Gesundheitsziele reichen täglich 20 Minuten gezielte Bewegung. Diese Zeit kann jeder Mensch aufbringen.
2. Häufigkeit schlägt immer Dauer. Lieber öfter und täglich aktiv sein als selten und umfangreich.
3. Wer täglich seine Bewegungseinheiten abhält, muss nicht ständig planen oder entscheiden, an welchen Tagen Sport stattfinden soll. Das ist eine starke Entlastung für den Kopf und optimal zur Gewohnheitsbildung.
4. Es macht keinen Sinn, Bewegungsvorhaben und Gesundheitsziele mit einer umfassenden Trainingsplanung zu verkomplizieren. Lieber einfach in der Zeit bewegen und den Alltag aktiver gestalten.

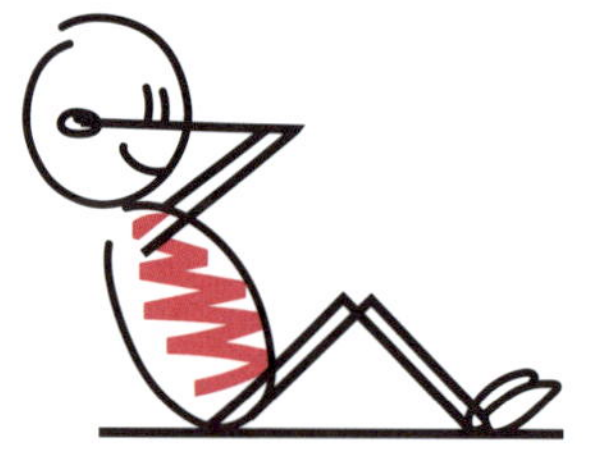

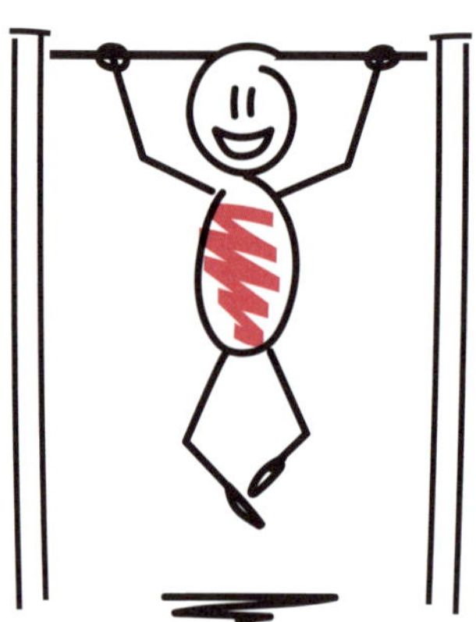

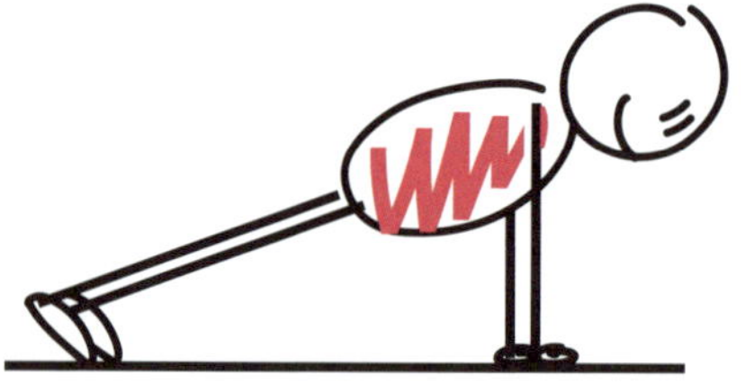

32 BEWEGUNGSFRISCHE

„Was klingt für dich schöner: aussitzen, sitzenbleiben, sitzengelassen werden? Oder: Luftsprünge, Rumkugeln, Freudentanz? Mach was draus!“

Akku leer? Müde oder sogar platt?
Ausruhen und Relaxen sind dann oft die ersten Gedanken und so landen viele Menschen am Ende eines anspruchsvollen Tages auf der Couch. Ich kann das verstehen ... Aber gut ist es trotzdem nicht, vor allem dann nicht, wenn über den Tag schon viel gesessen wurde und Bewegungsflaute herrschte. Häufig kommt es vor, dass Menschen, die sich vom Sitzen am Schreibtisch während der Arbeit müde fühlen, in der Mittagspause mit Sitzen am Mittagstisch weitermachen. Der Blick auf diesen Satz verrät es schon: Da ist zu viel Sitzen drin.

Wer sich bewusst macht, dass Müdigkeit oft ein Resultat anspruchsvoller kognitiver Aufgaben und einseitiger einschläfernder Körperhaltungen ist, bei denen der Körper auf das Abstellgleis verfrachtet wurde, kann nachvollziehen, dass dabei der Kreislauf in die Knie geht und die Sauerstoffaufnahme abnimmt. Auch ein Flüssigkeitsmangel kann Müdigkeitssymptome bis hin zu Kopfschmerzen verstärken oder gar auslösen.

In Bewegung zu kommen ist Trumpf, um den diversen Prozessen, die Anteil an der körpereigenen Schlummerfunktion haben, den Wind aus den Segeln zu nehmen. Keine Sorge, du brauchst jetzt nicht das Fitnessstudio oder das Joggingoutfit. Es genügt, aufzustehen und ein paar Schritte zu gehen – z. B., um das Fenster zu öffnen und frische Luft reinzulassen oder dir ein Glas Wasser zu holen. Wer mehr braucht, der setzt auf ein paar Minuten Bewegung mit gesteigerter Intensität und nutzt vielleicht einen 3-Minuten-Impuls aus der 3×3-Formel®.

Ob Kniebeugen oder Ausfallschritte, Beinheben oder Wandliegestütz, die Auswahl ist riesig und die Umsetzung einfach, vorausgesetzt der oder die Betroffene möchte das. Motivierend dürfte in jedem Fall sein, dass sofort Frische entsteht und unangenehme Müdigkeitsanzeichen verschwinden. Auch die Treppe nebenan ist eine willkommene Aktivierung und kombiniert etwas Kräftigung mit einer Anregung des Kreislaufs.

So kann innerhalb von Minuten die Frische zurückkommen, ohne dass ein Kleidungswechsel oder das Aufsuchen eines bestimmten Ortes erforderlich ist. Wer noch andere von dieser starken Strategie profitieren lassen möchte, spannt einfach das Umfeld mit ein. Das fördert zusätzlich die Teamfähigkeit, stärkt die Gesundheit der anderen und ist eine Wertschätzung, die einen selbst und die Menschen um einen herum betrifft.

Neben den kurzen körperlichen Aktivierungen kann es gelegentlich ein probates Mittel sein, an anstrengenden Tagen mit einem Powernap für Erfrischung zu sorgen (für weitere starke Regenerationsstrategien s. „Du kannst dich mal ... gesund erholen"; [Baak, 2023]).

Kurz zusammengefasst ☑

1. **Ob erschöpft im Mittagstief, Suppenkoma oder einfach durchs Festsitzen, Bewegung schafft eine schnelle Erfrischung, indem mehr Sauerstoff in den Körper kommt und der Kreislauf aktiviert wird.**
2. **Am besten aufstehen, Fenster aufmachen und ein Glas stilles Wasser holen, um direkt von drei wachmachenden Effekten zu profitieren.**
3. **Sich gemeinsam zu aktivieren, schafft eine starke Verbindung und wird von Unternehmen mit dem 3×3-Konzept besonders geschätzt. Teamfähigkeit, Produktivität und Gesundheit werden für alle auf angenehme Weise gefördert.**
4. **Alles, was du für eine gelungene Aktivierung brauchst, findest du bereits an dir und in deinem Umfeld. Mit der richtigen Einstellung kannst du sofort beginnen.**

33 BEWEGUNG UND VERDAUUNG

„Es gibt keinen Dornröschenschlaf. Nach opulentem Essen sorgt Bewegung für die bessere Erholung."

Wer fühlt sich nach einem üppigen Festmahl schon zu Bewegung hingezogen? Wer allerdings weiß, wie gut Bewegung bei der Verdauung unterstützt, dem müsste sofort der Verdauungsspaziergang einfallen. Ich kann mich an solche Spaziergänge bei Familienfesten erinnern. Bevor alle komatös in der Ecke lagen, wurde mit versammelter Mannschaft die Energie aus der Nahrung direkt für Bewegung genutzt.

Bewegung nach dem Essen kommt nicht nur dem eigentlichen Verdauungsprozess zugute, sondern auch der Regulation des angestiegenen Blutzuckerspiegels. Diesem lässt sich nämlich mit Bewegung besonders wirkungsvoll begegnen.

Nicht nur nach einer großen Schlemmerei, sondern grundsätzlich: Der Darm braucht Bewegung, um die Nahrung zu verdauen. Wer sich nach dem Essen hinlegt oder den Darm im Sitzen an seiner bewegungsintensiven Verdauungsarbeit hindert, der muss mit Völlegefühl, einem Blähbauch, Verstopfung, Bauchschmerzen, manchmal sogar Übelkeit rechnen. In jedem Fall ist dieses Verhalten kontraproduktiv.

Der Darm transportiert mit sogenannten peristaltischen Wellen den Speisebrei und profitiert dabei von moderaten Aktivitäten. Wer sich locker mitbewegt, unterstützt den Darm bei seiner Arbeit. Sanfte Bewegungen haben einen weiteren positiven Effekt, indem sie den Parasympathikus aktivieren. Dieser als Vagusnerv bezeichnete Teil des vegetativen Nervensystems regt die Darmmotorik an. Bewusste (Bauch-)Atmung kann den

Vagusnerv ebenfalls anregen und damit den Verdauungsprozess fördern. Insofern könnte eine kleine Yoga-Einheit nach dem Essen von Vorteil sein, weil hier Atmung und Bewegung zusammenkommen.

Körperlich intensive Aktivitäten sind explizit nicht gemeint. Sie wären kontraproduktiv, weil die Durchblutung dann verstärkt in den Skelettmuskeln gebraucht und vom Verdauungstrakt abgezogen würde. Allerdings fühlt sich kaum ein Mensch wohl dabei, mit vollem Bauch Sport zu treiben. Dafür sollte die letzte Mahlzeit 2–3 Stunden zurückliegen.

> Aktueller Forschungsschwerpunkt – Darm-Hirn-Achse

Die wissenschaftlichen Erkenntnisse der letzten Jahre (Calvani et al., 2018; Fung et al., 2017; Rieder et al., 2017) haben eindrucksvoll gezeigt, dass der Darm mehr Einfluss auf unseren Kopf und unser Verhalten hat, als man bisher annahm. Über die sogenannte Darm-Hirn-Achse kommunizieren Bauch und Kopf. Dass ein Großteil der Informationen „von unten nach oben“ geht und dann Einfluss auf die Psyche hat, galt lange Zeit als unwahrscheinlich. Inzwischen fließen Milliardensummen an Fördergeldern in die Erforschung des Mikrobioms, also der Bakterienkonstellationen im Darm, um ihren Einfluss auf die Gesundheit oder Entwicklung des Gehirns besser zu verstehen, denn bisher waren es vornehmlich Korrelationen, die zwar Aussagen zu möglichen Einflüssen und Verbindungen bieten, aber keine Ursache-Wirk-Zusammenhänge erklären. Da es selbst bei Autoimmunerkrankungen Verbindungen zur Darmgesundheit gibt, ist das Interesse groß. Ist das Mikrobiom Auslöser für schwere Erkrankungen oder verändert es sich lediglich infolge einer Erkrankung? Diese Forschung gilt es am Menschen zu vertiefen, um über Tierversuche hinaus wichtige Erkenntnisse zu gewinnen. Versuche an Mäusen hatten in der Vergangenheit nahelegt, dass die Übertragung bestimmter Bakterien von einer Mäuseart zu einer anderen dazu führte, dass die ihr Verhalten änderte. Aus zurückhaltenden und ängstlichen Tieren wurden neugierige und abenteuerlustige Zeitgenossen.

Bisher ist noch nicht eindeutig und endgültig belegt, wie Darm und Hirn beim Menschen kommunizieren. Vermutet wird die Ausschüttung von Serotonin, das von Darmzellen produziert werden kann und an der Signalverarbeitung im Gehirn beteiligt ist, darüber hinaus mittels Immunsystem über die Produktion von Zytokinen, die wiederum Effekte auf die Neurophysiologie haben, außerdem über Bakterien selbst, die Moleküle produzieren. Buttersäure beispielsweise kann die Funktion der Blut-Hirn-Schranke beeinflussen.

Es kann daher keinesfalls falsch sein, den Darm durch Bewegung dabei zu unterstützen, seine „Arbeit" für uns Menschen so optimal wie möglich abliefern zu können.

Alle Bewegungsmuffel sollten sich klarmachen, welche Mehrwerte die überwundene Trägheit auf eine gute Verdauung hat und dass der gesamte Verdauungstrakt mit einem Netz von Nervenzellen und Neuronen umspannt ist, dem sogenannten enterischen Nervensystems (ENS). Wer sich schlecht ernährt und den Magen-Darm-Trakt ständig überfordert, muss damit rechnen, dass die Signale an den Kopf wenig erfreulich sind – eine weitere schöne Motivation, Bauch und Darm mit gesunden Nahrungsmitteln und angemessener Bewegung zu unterstützen.

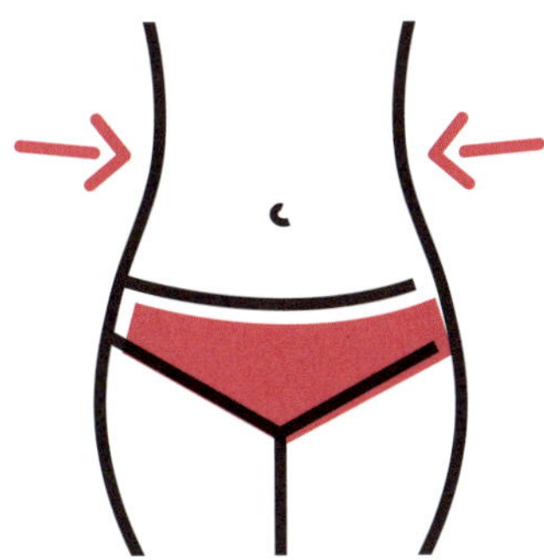

Kurz zusammengefasst

1. Auch wenn ein vollgeschlagener Bauch zur Ruhe einlädt, profitieren der Verdauungsprozess und der Darm von moderater Bewegung wie bei einem Spaziergang. Überschüssiger Blutzucker kann unten diesen Umständen besser verstoffwechselt werden.
2. Bewegung an der frischen Luft, gleichmäßige rhythmische Bewegungen und Yoga können die Verdauung gut unterstützen. Eine gleichmäßige Atmung stimuliert zusätzlich den Vagusnerv, was für die Verdauung förderlich ist.
3. Bauch und Darm scheinen weit mehr Einfluss auf unseren Kopf, unser Verhalten, ja sogar unsere Gesundheit insgesamt zu haben, als man viele Jahre angenommen hat. Es ist davon auszugehen, dass eine gute Pflege des Verdauungstrakts sich positiv auf Lebensqualität, Leistungsfähigkeit und Wohlbefinden auswirken kann.

34
BEWEGUNG UND ALTERN

„Der Alterungsprozess ist als Einladung zu verstehen, vernünftig mit der Gesundheit umzugehen. Bevor die ersten Zipperlein kommen, war genug Zeit, Verantwortung zu lernen."

Wer den Alterungsprozess automatisch an einer Abnahme der körperlichen Leistungsfähigkeit festmacht, gießt Öl ins Feuer. Diese eindimensionale Gleichung dürfte allenfalls bei den Menschen zutreffen, die sich bei der eigenen Gesundheit für einen Zuschauerrang entschieden haben und bei denen Bewegung eher eine Drohung ist als eine persönliche Wertschätzung.

Zum Altern als biologischem Prozess gehört, dass der Körper in bestimmten Bereichen mit einer Stagnation oder einem Rückgang konfrontiert ist. Trotzdem bleibt es auch eine Folge des persönlichen Handelns und der Einflussnahme. Nicht umsonst wird vom biologischen Alter gesprochen. Hier beurteilt man das Alter nicht anhand des Geburtsdatums, sondern anhand des „Zustands" verschiedener Organsysteme und der Leistungsfähigkeit. Bei richtigem Engagement kann ein wünschenswertes Ergebnis erzielt werden: biologisch jünger geblieben zu sein.

Wenn der natürliche Aufbau- und Wachstumsprozess zum Stillstand kommt, spätestens dann sollten Menschen verstanden haben, dass sie an der Reihe sind, das Ruder zu übernehmen. Das gilt für erste Abbauprozesse bereits mit Mitte 20, spätestens jedoch zwischen dem dritten und vierten Lebensjahrzehnt.

Der fortschreitende Prozess folgt einem einfachen Naturgesetz: Use it or lose it, also gebrauche oder verliere es. Das betrifft vor allem die Muskeln. Sie sind existenziell, der Körper kann nicht auf sie verzichten. Sie sind aus entwicklungsgeschichtlicher Perspektive des Menschen eine Art Lebensversicherung. Daran hat sich bis heute nichts verändert – außer, dass sich der Beitrag der Muskeln zum Überleben weg von der Futterbeschaffung und Verteidigung hin zum physischen Gegengewicht für ungünstige Lebensbedingungen verschoben hat.

Wer im Kopf, also mit einer allgemeinen kognitiven Verbesserung, von Bewegung profitieren möchte, dem sind vielfältige Bewegungsabläufe ans Herz zu legen. Ein Forscherteam der Princeton University veröffentlichte 2015 die Ergebnisse einer achtwöchigen Trainingsintervention, bei der eine Art Freistilringen mit klassischem Fitnesstraining und softwarebasiertem Gehirnjogging verglichen wurde (Moreau et al., 2015). Zwar profitierten die Bewegungsgruppen beide im Hinblick auf die allgemeine körperliche Leistungsfähigkeit, aber nur das Freistilringen wirkte sich positiv auf die allgemeine Kognition aus: In standardisierten Tests zum Kurzzeitgedächtnis und zu mentalen Rotationen schnitten die Probanden des Freistilringens deutlich besser ab. Das bedeutet jetzt nicht, dass jeder zum Freistilringen greifen sollte, ebenso können andere Bewegungsformen mit komplexen Bewegungsabläufen, wie beispielsweise Tanzen und Orientierungsläufe, dem Gehirn auf die Sprünge helfen (s. S. 49 ff.).

34.1 EIN BEWEGTES LEBEN FÜHREN

Grenzen für den Einsatz unserer Muskeln im Laufe der Lebenspanne entstehen vornehmlich im Kopf. Es fehlen manchen Menschen scheinbar erst Zeit und Priorität, später Mut, Ziele oder Bereitschaft, sich aufzuraffen. Aber: Mit etwas Übung und Regelmäßigkeit können die meisten Menschen auch im Alter alles bewegen.

Kürzlich fragte mich ein 70-Jähriger, ob er denn noch seine Kraft und Kondition verbessern könne und ob das FOX-Hanteltraining für jemanden wie ihn sinnvoll sei? Nicht nur für ihn, sondern für jeden Menschen lautet die frohe Botschaft: Ja, natürlich – selbst mit wenig zeitlichem Aufwand entstehen enorm positive Effekte, kurze intensive Einheiten können neben der Zeitersparnis immense Vorteile bieten (s. S. 113).

Neben dem älteren Herrn stand ein Mann, der Mitte 50 war. Er fragte, ob ich selbst mein Programm erwerben würde, wenn ich an seiner Stelle wäre. Ich antwortete ihm, nur wenn ich es benutzen würde. Das gilt für jede Investition. Wenn jemand etwas mit Überzeugung **und** Vergnügen macht, kommt viel zusammen, das ihn unterstützt, am Ball zu bleiben. Es geht nicht darum, das eigene Gewissen zu beruhigen, sondern aktiv zu werden und zu bleiben.

Allein mit der FOX-Akademie habe ich inzwischen über 2.000 Menschen begleitet. Ich habe nicht die Illusion, dass jeder dabeigeblieben ist, aber die stetige Entwicklung der Programme, das smarte Training an jedem Ort und zu jeder Zeit sowie die deutlichen Effekte bei geringem Zeitaufwand sorgen für Begeisterung und machen dieses Bewegungsangebot einzigartig. Das spiegeln die vielen Feedbacks auf der Webseite eindrucksvoll wider. Wann immer ich vor Menschen spreche oder mit ihnen im Austausch bin, ist mir das Wichtigste, die Hebel in Bewegung gesetzt, die Offenheit und Bereitschaft für mehr Aktivität geschaffen zu haben. Was dann genau gewählt wird, ist für meinen Gegenüber viel entscheidender als für mich.

Noch heute kriege ich eine Gänsehaut, wenn ich mich an ein Gespräch mit einem etwa 50-jährigen Mann erinnere. Er schwelgte in sportlichen Erinnerungen von schweren Gewichten, die er beim Krafttraining bewegen konnte, und kam dann zu der Erkenntnis, dass er das heute nicht mehr brauche. Leider sprach er von Bewegung im Allgemeinen. Diese Aussage impliziert den Anfang vom Ende und wirkt wie der feste Entschluss, sich mit einem (zügigen) schrittweisen Abbau der körperlichen Ressourcen ohne jede Gegenwehr zufriedenzugeben. Als ob ein Mensch sich in diesem Alter in ein Schicksal ergibt und zukünftig zum Zuschauer des eigenen Lebens wird. Das war für mich ein sehr trauriger Moment.

34.2 BEWEGUNG ALS ANTI-AGING-MITTEL

Sport und Bewegung sind ein hochwirksames Anti-Aging-Mittel. Menschen, die sich im Alter viel bewegen, haben eine bessere Physis und Psyche. Wer eine trainierte Muskulatur hat, erfreut sich statistisch an einer höheren Lebenserwartung. Was schwerer wiegt, ist die Tatsache, dass Freiheit und Selbstbestimmtheit, die mit einer guten körperlichen Verfassung einhergehen, maßgebliche Faktoren für eine hohe Lebensqualität sind.

Es mag zunächst unwirklich klingen, aber wissenschaftliche Studien (Gries et al., 2018) zeigen, dass ältere Menschen durch regelmäßiges körperliches Training eine höhere körperliche und mentale Fitness besitzen können als junge inaktive Menschen. Das gilt für Kraft und Ausdauer gleichermaßen. Selbst für sogenannte Sportmuffel mittleren Alters bestehen großartige Chancen für eine gesündere Konstitution (Howden et al., 2018) durch sportliche Aktivität. Den Probanden wurde über zwei Jahre ein viermaliges halbstündiges Training pro Woche verordnet. Zwei Einheiten waren moderat wie beim Tennis, Laufen oder Radfahren, eine Einheit beinhaltete Muskelaufbautraining und eine weitere Einheit wurde mit hochintensivem Intervalltraining durchgeführt. Kontrollgruppen trainierten an drei Tagen entweder klassisches Muskeltraining, Gleichgewicht, Yoga oder absolvierten Stretching-Kurse. Nach zwei Jahren hatte die Versuchsgruppe mit dem Intensivtraining die Sauerstoffaufnahme im Blut um ein Fünftel gesteigert und gleichzeitig war der Muskel der linken Herzkammer elastischer. Bei der Kontrollgruppe blieben diese Parameter unverändert. Wohlbemerkt hatten diesen Effekt vorherige Sportmuffel und Dauersitzer erreicht. Gerade die Steifheit des linken Herzmuskels begünstigt Bluthochdruck und Herzinsuffizienz – laut Autoren Vorboten für Herzversagen. Die Wissenschaftler geben darüber hinaus eine geradezu euphorieauslösende Botschaft für alle Bewegungsmuffel mit. Das als sogenannte „sweet spot“ bezeichnete Lebensalter, bei dem es unbedingt wichtig wird, mit Bewegung zu starten oder diese wieder aufzunehmen, ist das „späte mittlere Lebensalter“. Denn in diesem Lebensalter verfügt das Herz noch über ausreichend Plastizität, also Anpassungsfähigkeit. Wer jetzt das Gefühl hat, dieses Alter schon überschritten zu haben, der darf sich kurz vergegenwärtigen, dass das absolute Lebensalter mit dem gesundheitlichen Engagement ansteigt und demnach die spätere Lebensmitte womöglich doch näher ist als es im ersten Moment erscheint.

Abgesehen davon, dass Altern viel mehr als körperlicher Abbau und Leistungsrückgang ist, möchte ich jeden einladen, mit Bewegung den eigenen Beitrag zu mehr Jugendlichkeit zu leisten.

Kurz zusammengefasst

1. Die meisten Abbauprozesse, die im Alter auftreten, können mit dem richtigen Vorgehen mindestens verlangsamt, oft gestoppt und manchmal sogar umgekehrt werden.
2. In jedem Alter lassen sich durch körperliche Aktivität positive Effekte für die Gesundheit erzielen.
3. Es kann einen erheblichen Unterschied zwischen chronologischem und biologischem Alter geben. Den Unterschied bestimmt ein Mensch durch das eigene Handeln. Vermutlich ist dies eine der schönsten Einladungen für Menschen, die in Würde altern oder einfach etwas jugendlicher bleiben wollen.
4. Bewegungsmuffel haben immer eine Chance, aktiv zu werden und damit maßgeblich Einfluss auf die Gesundheit und den Alterungsprozess zu nehmen. Am besten sollte laut Experten bis zum späten mittleren Lebensalter mit Sport und Bewegung begonnen worden sein, um den größten Benefit zu erhalten.

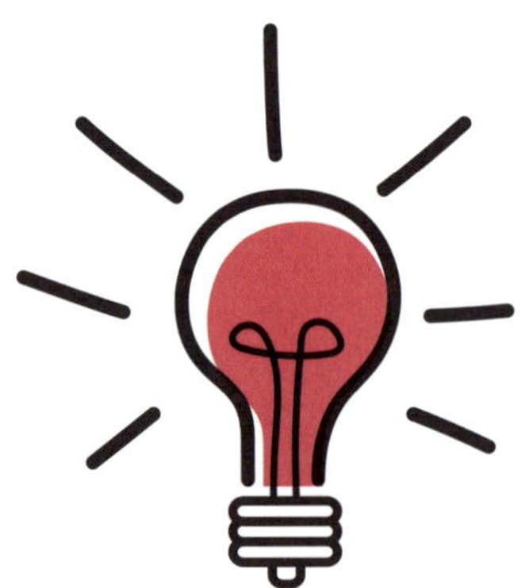

35
BEWEGUNG UND GEDÄCHTNISVERLUST

„Die Psyche spielt bei der Entstehung von Krankheiten eine wichtige Rolle. Erst manifestiert ein Mensch in seinen Gedanken die Symptome, dann blockiert er das eigene Handeln zur Vorsorge oder Genesung."

Das Bewegung Einfluss auf die Entwicklung des Gehirns hat und diverse Hirnvorgänge unterstützen kann, haben wir uns schon angeschaut (s. S. 49 ff.). Was aber, wenn es zu einer altersdegenerativen Erkrankung des Gehirns kommt, also zu einem krankhaften Gedächtnisschwund, einer Demenz? Alzheimer ist die am meisten verbreitete Demenzform. Erkrankte verlieren schrittweise ihr Erinnerungsvermögen und ihre Persönlichkeit, was für Betroffene, Angehörige und Freunde nur schwer zu ertragen ist. Zwar ist die Forschung bemüht, ein Mittel gegen diese Erkrankung zu finden, aber von mehr als 200 Wirkstoffen, die in den vergangenen drei Jahrzehnten getestet wurden, konnte keiner die Krankheit stoppen. Viele klinische Studien laufen derzeit und beschäftigen sich auch damit, den Krankheitsverlauf zu verlangsamen.

Zwar bieten Korrelationen eine gute Möglichkeit, Zusammenhänge aufzuzeigen, allerdings vermögen sie nicht Ursachen und damit krankheitsauslösende Faktoren zu erklären. Die in den vergangenen zwei Jahrzehnten gefundenen Korrelationen deuten darauf hin, dass ein gesundes Herz-Kreislauf-System, eine gesunde Ernährung, angemessene Bewegung, gute soziale Integration und selbst ein höherer Bildungsgrad das Risiko für eine Demenzerkrankung reduzieren. Darüber hinaus können erbliche Vorbelastungen eine Rolle spielen. Bluthochdruck und Diabetes können ebenfalls die Erkrankung begünstigen.

Da viele unterschiedliche Auslöser vorliegen können, werden randomisiert-kontrollierte Studien eingesetzt, die einzelne Variablen berücksichtigen. So soll der Einfluss bestimmter Faktoren analysiert werden. Als große Studie mit 1.200 Probanden zwischen 60 und 77 Jahren kommt die FINGER-Studie zu beeindruckenden Ergebnissen hinsichtlich der Risikoreduktion von Demenzerkrankungen (Ngandu et al., 2015). In einem umfangreichen Versuchsdesign wurden Sport, Ernährung, soziale Förderung und Kognition gezielt angepasst/trainiert. Über den Zeitraum von 24 Monaten wurden mit dem Vorgehen teilweise umfangreiche Anpassungen der Lebensgewohnheiten vorausgesetzt, die fast 90 % der Probanden durchhielten. Leistungsparameter, auch im Hinblick auf die Kognition (komplexe Gedächtnisleistung, exekutive Funktionen, Verarbeitungsgeschwindigkeit), konnten kontinuierlich verbessert werden. Obwohl dies gute Anzeichen sind, kann eine klare und wissenschaftlich-medizinisch fundierte Aussage noch nicht getroffen werden. Das ist insbesondere vor dem Hintergrund zu sehen, dass sich Demenzerkrankungen anscheinend über 15 bis 20 Jahre entwickeln, bevor erste Symptome auftreten. Das würde bedeuten, dass ein längerer Interventionszeitraum für solche Studien angesetzt werden muss. Hervorzuheben ist, dass es nie zu früh oder zu spät sein kann, das eigene Verhalten zur Demenzprophylaxe oder -therapie anzupassen. Denn die wissenschaftlichen Untersuchungen legen nahe, dass die Lebensveränderungen grundsätzlich helfen, den Gedächtnisschwund zu mindern.

Erst kürzlich haben Forscher der Columbia University eine Entdeckung gemacht, die dem Sport einmal mehr eine grandiose Wirkung auf das Gehirn attestiert (Lourenco et al., 2019). Demnach gehen bei körperlichem Training Proteine aus der Muskulatur in den Kreislauf über und wandern von dort zum Gehirn. Das Protein heißt Irisin und ist als Antifetthormon bekannt. Im Gehirn entfaltet es in einer angepassten Variante (Protein $FNDC_5$) eine beeindruckende Schutzwirkung vor Schäden, die durch eine Alzheimererkrankung ausgelöst werden. Das liegt unter anderem daran, dass alzheimertypische toxische Proteine im Gehirn reduziert werden. Untersuchungen aus Tierversuchen sind vielversprechend, da sich die

Gedächtnisleistung bei erkrankten Nagern stabilisierte. Auch bei Menschen kann inzwischen davon ausgegangen werden, dass die entsprechenden Proteine einen entscheidenden Einfluss auf die Krankheitsentstehung und deren Verlauf haben, da bei Alzheimerpatienten geringere Konzentrationen von Irisin und $FNDC_5$ bestätigt wurden. So unterstreicht eine Übersichtsarbeit aus 2020 den Stand der Forschung und hebt den positiven Effekt von Bewegung als aktiven Beitrag bei krankhaftem Gedächtnisschwund hervor (Valenzuela et al., 2020). Neben der Ausschüttung von zahlreichen positiven Botenstoffen werden durch Bewegung pathogenetische Prozesse unterdrückt und damit krankmachenden Faktoren von vornherein entgegengewirkt. Stell dir einfach vor, dass es zwei Stellschrauben gibt, an denen mit Bewegung gedreht wird, um die Gesundheit des Gehirns zu erhalten. Es können degenerative Prozesse reduziert und aufbauende bzw. schützende Mechanismen stimuliert werden.

Weiterhin dürfen sich alle Menschen, die regelmäßig ein Krafttraining absolvieren, über die verjüngende oder mindestens protektive Wirkung der Muskeln auf ihr Gehirn freuen. Ein trainierter Muskel sondert Myokine und andere kleine Proteine ab, die in zahlreichen Organsystemen einen positiven Effekt haben. Das gilt ebenso für das bereits zuvor erwähnte Protein Irisin. Das Protein wird während der Muskelarbeit freigesetzt und stimuliert die Glykogenbalance und die Verbrennung von Fetten und gelangt über die Blut-Hirn-Schranke in den Hippocampus, wo es ein neuroprotektives genetisches Programm initiiert (Jodeiri Farshbaf & Alviña, 2021). Diese Effekte beugen zum einen Alzheimer vor und wirken zum anderen angstlösend und stimmungsaufhellend.

Obwohl bisher nicht alle Zusammenhänge zwischen Bewegung und einem gesunden sowie leistungsfähigen Gehirn geklärt wurden, gilt als absoluter Grundsatz, dass Bewegung regelmäßig und dauerhaft ausgeübt werden sollte, um zuverlässig zu wirken. In neueren Studien verdichten sich die Erkenntnisse, dass sich die vom Muskel ausgeschütteten Botenstoffe positiv auf die Blutgefäße im Gehirn auswirken und als Folge körperlichen Trainings die Gehirngesundheit fördern. Einer der zugrundeliegenden Mechanismen scheint durch Laktat ausgelöst zu werden. Es wird bei intensiven körperlichen Aktivitäten als metabolische Myokine ausgeschüttet (Hashimoto et al., 2021).

Kurz zusammengefasst

1. Die Entstehung von Demenzerkrankungen ist multifaktoriell. Bis heute wurden weder eindeutig die auslösenden Faktoren bestimmt, noch konnte ein heilendes Medikament entwickelt werden.
2. Betroffene Menschen und solche, die einer Erkrankung vorbeugen wollen, können durch eine Veränderung der Lebensgewohnheiten Einfluss nehmen. Angemessene körperliche Aktivität, geistige Anforderungen, gesunde pflanzliche Ernährung und soziale Kontakte spielen eine wichtige Rolle.
3. Demenzerkrankungen haben eine lange Vorlaufzeit, bevor erste Symptome sichtbar werden. Ein gesundes Herz-Kreislauf-System, die Vermeidung von Bluthochdruck und Diabetes gelten als Teil einer wirkungsvollen Vorsorge. Neben der Ernährung spielt Bewegung hierfür eine enorm wichtige Rolle.
4. Im Fokus einer Demenzprophylaxe sollten der Erhalt und die aktive Nutzung von Muskeln stehen, da diese über die Ausschüttung von Botenstoffen wichtige Schutzfunktionen aktivieren. Wer möglichst viel Muskulatur auf natürliche Weise erhält, sichert den „Produktionsumfang“ aus diesem Gewebe, der bei einem altersbedingten Rückgang sonst zwangsläufig kleiner ausfällt.
5. Es gilt außerdem, dauerhafte Stressbelastungen zu reduzieren und den Organismus vor toxischen Substanzen, Feinstaub und anderen Umweltgiften zu schützen.

36 BEWEGUNGSERHOLUNG

„Vermutlich ist es eine Typfrage, ob jemand regelmäßig etwas Zeit für Bewegung und Erholung finden möchte oder irgendwann ausschließlich und ständig aufbringen muss.“

Auch wenn für viele Menschen Bewegung, körperliche Aktivität und Sport erstmal nach Anstrengung und Belastung klingen, ist bekannt, dass die Effekte auf vielen Ebenen dazu beitragen, dass der Organismus leistungsfähiger, gesünder, stressresistenter und erholter wird. Was mal anstrengend war, fühlt sich dann mittelfristig leichter an.

Wer Bewegung losgelöst von den verbreiteten Motiven betrachtet, also unabhängig von Körpergestaltung, Kalorienausgleich und Leistungssteigerung, erhält die Chance, weitreichender zu profitieren. Mit moderater und entspannender Bewegung können wir zuverlässig dazu beitragen, dass der Körper sich unmittelbar erholt – nämlich bei Muskelkater nach zu intensivem Training oder nach Anstrengungen im Alltag. Denn sanfte Bewegung regt die Durchblutung an und kann damit den Heilungsprozess fördern. Beim Schwimmen kann beispielsweise zusätzlich durch die Kompression und Entlastung von der Schwerkraft die Erholung gefördert werden. In Bezug auf den Alltag und seine Belastungen wurden bereits in den Kapiteln zum Thema Stress und Sitzen wichtige Grundaspekte vermittelt (s. S. 11 ff. und 117 ff.).

> Betrachte Bewegung losgelöst aus jedem sportlichen Verständnis! Entscheide dich!

Bewegung kann bedeuten, dass nach einem anspruchsvollen Gespräch ein paar Schritte an der frischen Luft gemacht werden oder nach einem langen Bürotag erst eine Haltestelle später in die öffentlichen Verkehrsmittel eingestiegen wird, um den Weg nach Hause anzutreten. Nach oder vor einer langen Bahn- oder Flugreise können wir sich bietende Gelegenheiten bewusst nutzen, unseren Körper mit erholungsfördernder Bewegung zu entlasten und auszugleichen. Dieses Verhalten wird für eine moderne Gesellschaft und für die eigene Gesundheit immer wichtiger.

Wer innerlich Gründe gefunden hat, warum das bei ihm selbst nicht funktioniert, weil z. B. die Familie zuhause wartet, die nächsten geschäftlichen Termine schon im Kalender stehen oder noch Unterlagen und Präsentationsmaterial vorzubereiten sind, befindet sich längst im goldenen Käfig. Es bleibt jedem selbst überlassen, durch die Stäbe zu greifen, um die Türe zu öffnen, denn der Schlüssel steckt außen und ist mit wenigen Schritten zu erreichen.

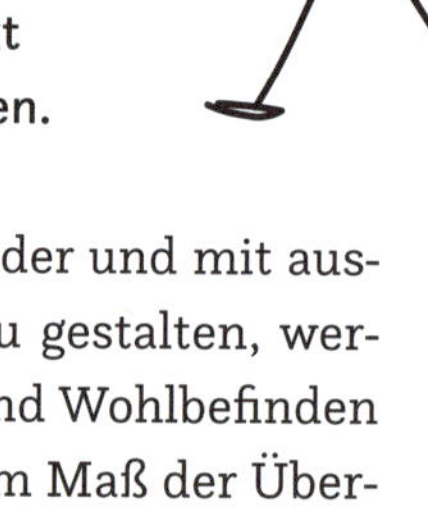

Wenn Menschen es nicht schaffen, ihren Alltag gesünder und mit ausreichend Ausgleich für die vielfältigen Belastungen zu gestalten, werden sie zwangsläufig an Energie, Leistungsfähigkeit und Wohlbefinden einbüßen. Das ist nur eine Frage der Zeit, abhängig vom Maß der Überlastung und den persönlichen Voraussetzungen. Bewegung ist mit seiner einzigartigen Wirkung eine mentale Stärkung.

Deswegen nochmal in aller Deutlichkeit: Wer Bewegung um ihrer selbst wegen in das eigene Leben integriert, reduziert Druck und Anstrengung. Es entsteht eine Form der Leichtigkeit für ein Thema, das sonst bei vielen Menschen mit schlechtem Gewissen verknüpft ist. Anstelle von Zeit- und Energiemangel entstehen Bewegungsräume, die allein durch ihre allgemeine Wohltat für Körper und Geist stattfinden werden. Warum irgendwann möglicherweise ein ganzes Jahr an Zeit investieren, um auf dem Jakobsweg oder in Einrichtungen zu sich selbst zu finden, wenn es die kurzen Wege zu sich selbst im Alltag geben kann? In kleinen Portionen und mit dem unbeschreiblich schönen Gefühl der Entlastung und Erholung.

Kurz zusammengefasst

1. Ein anspruchsvoller Alltag, Stress und Sitzen sind eine Einladung, Ruhe und Erholung in sanfter Bewegung zu finden.
2. Es ist eine Frage der Einstellung, ob diese Zeiten gefunden oder ob sie abgelehnt werden.
3. Wer Bewegung als Regeneration erlebt, reduziert den Druck, zu sportlichen Aktivitäten zu greifen, und schafft Bewegungsräume, wo sonst Zeit- und Energiemangel vorherrschend waren.

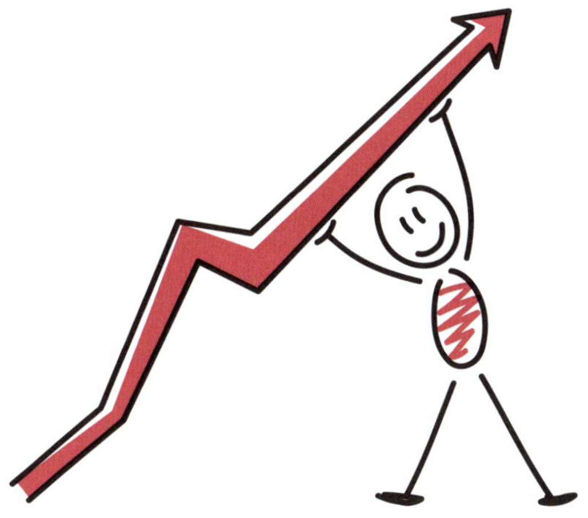

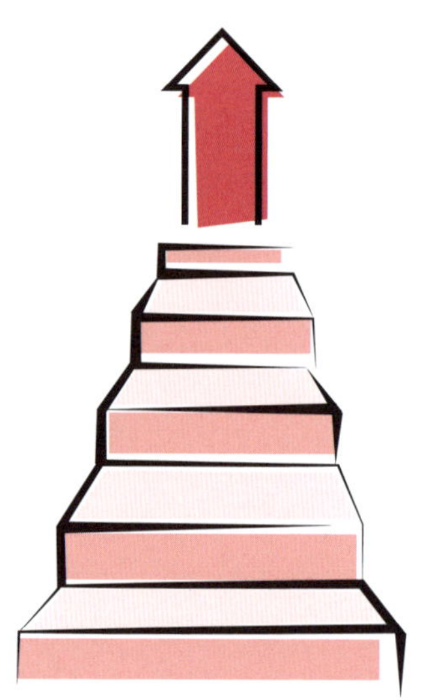

LITERATUR

Abe, T. (2003). Sex differences in whole body skeletal muscle mass measured by magnetic resonance imaging and its distribution in young Japanese adults. *British Journal of Sports Medicine*, *37*(5), 436–440. https://doi.org/10.1136/bjsm.37.5.436

Angulo, J., El Assar, M., Álvarez-Bustos, A., & Rodríguez-Mañas, L. (2020). Physical activity and exercise: Strategies to manage frailty. *Redox Biology*, *35*, 101513. https://doi.org/10.1016/j.redox.2020.101513

Baak, B. (2020). *Rendezvous mit dem Schweinehund: Gesundheitsziele zuverlässig erreichen – starke Impulse für Körper, Geist und Seele*. KVM – Der Medizinverlag.

Baak, B. (2023). *Du kannst dich mal ... gesund erholen! Effektive Impulse für wohltuende Regeneration im Alltag*. KVM – Der Medizinverlag.

Babault, N., Kouassi, B. Y. L., & Desbrosses, K. (2010). Acute effects of 15min static or contract-relax stretching modalities on plantar flexors neuromuscular properties. *Journal of Science and Medicine in Sport*, *13*(2), 247–252. https://doi.org/10.1016/j.jsams.2008.12.633

Benias, P. C., Wells, R. G., Sackey-Aboagye, B., Klavan, H., Reidy, J., Buonocore, D., Miranda, M., Kornacki, S., Wayne, M., Carr-Locke, D. L., & Theise, N. D. (2018). Structure and Distribution of an Unrecognized Interstitium in Human Tissues. *Scientific Reports*, *8*(1), 4947. https://doi.org/10.1038/s41598-018-23062-6

Bhasin, S., Woodhouse, L., Casaburi, R., Singh, A. B., Bhasin, D., Berman, N., Chen, X., Yarasheski, K. E., Magliano, L., Dzekov, C., Dzekov, J., Bross, R., Phillips, J., Sinha-Hikim, I., Shen, R., & Storer, T. W. (2001). Testosterone dose-response relationships in healthy young men. *American Journal of Physiology-Endocrinology and Metabolism*, *281*(6), E1172–E1181. https://doi.org/10.1152/ajpendo.2001.281.6.E1172

Biswas, A., Oh, P. I., Faulkner, G. E., Bajaj, R. R., Silver, M. A., Mitchell, M. S., & Alter, D. A. (2015). Sedentary Time and Its Association With Risk for Disease Incidence, Mortality, and Hospitalization in Adults: A Systematic Review and Meta-analysis. *Annals of Internal Medicine*, *162*(2), 123–132. https://doi.org/10.7326/M14-1651

Blagrove, R. C., Bruinvels, G., & Pedlar, C. R. (2020). Variations in strength-related measures during the menstrual cycle in eumenorrheic women: A systematic review and meta-analysis. *Journal of Science and Medicine in Sport*, *23*(12), 1220–1227. https://doi.org/10.1016/j.jsams.2020.04.022

Brand, S. (2017). *Sport als Antidepressivum*. https://doi.org/10.13140/RG.2.2.34128.92160

Bremner, J. D., Vythilingam, M., Vermetten, E., Nazeer, A., Adil, J., Khan, S., Staib, L. H., & Charney, D. S. (2002). Reduced volume of orbitofrontal cortex in major depression. *Biological Psychiatry*, *51*(4), 273–279. https://doi.org/10.1016/S0006-3223(01)01336-1

Brody, S. (2006). Blood pressure reactivity to stress is better for people who recently had penile–vaginal intercourse than for people who had other or no sexual activity. *Biological Psychology*, *71*(2), 214–222. https://doi.org/10.1016/j.biopsycho.2005.03.005

Brown, J. C., Winters-Stone, K., Lee, A., & Schmitz, K. H. (2012). Cancer, Physical Activity, and Exercise. In R. Terjung (Hrsg.), *Comprehensive Physiology* (S. 2775–2809). Wiley. https://doi.org/10.1002/cphy.c120005

Brown, M. (2013). Estrogen Effects on Skeletal Muscle. In E. E. Spangenburg (Hrsg.), *Integrative Biology of Women's Health* (S. 35–51). Springer New York. https://doi.org/10.1007/978-1-4614-8630-5_3

Brüchle, W., Schwarzer, C., Berns, C., Scho, S., Schneefeld, J., Koester, D., Schack, T., Schneider, U., & Rosenkranz, K. (2021). Physical Activity Reduces Clinical Symptoms and Restores Neuroplasticity in Major Depression. *Frontiers in Psychiatry*, *12*, 660642. https://doi.org/10.3389/fpsyt.2021.660642

Burgomaster, K. A., Howarth, K. R., Phillips, S. M., Rakobowchuk, M., MacDonald, M. J., McGee, S. L., & Gibala, M. J. (2008). Similar metabolic adaptations during exercise after low volume sprint interval and traditional endurance training in humans: Metabolic adaptations to sprint or endurance training in humans. *The Journal of Physiology*, *586*(1), 151–160. https://doi.org/10.1113/jphysiol.2007.142109

Büssing, A., Ostermann, T., Lüdtke, R., & Michalsen, A. (2012). Effects of Yoga Interventions on Pain and Pain-Associated Disability: A Meta-Analysis. *The Journal of Pain*, *13*(1), 1–9. https://doi.org/10.1016/j.jpain.2011.10.001

Calvani, R., Picca, A., Lo Monaco, M. R., Landi, F., Bernabei, R., & Marzetti, E. (2018). Of Microbes and Minds: A Narrative Review on the Second Brain Aging. *Frontiers in Medicine*, *5*, 53. https://doi.org/10.3389/fmed.2018.00053

Cardoos, N. (2015). Overtraining Syndrome: *Current Sports Medicine Reports*, *14*(3), 157–158. https://doi.org/10.1249/JSR.0000000000000145

Carfagno, D. G., & Hendrix, J. C. (2014). Overtraining Syndrome in the Athlete: Current Clinical Practice. *Current Sports Medicine Reports*, *13*(1), 45–51. https://doi.org/10.1249/JSR.0000000000000027

Chan, J. S. Y., Liu, G., Liang, D., Deng, K., Wu, J., & Yan, J. H. (2019). Special Issue – Therapeutic Benefits of Physical Activity for Mood: A Systematic Review on the Effects of Exercise Intensity, Duration, and Modality. *The Journal of Psychology*, *153*(1), 102–125. https://doi.org/10.1080/00223980.2018.1470487

Chang, D. G., Holt, J. A., Sklar, M., & Groessl, E. J. (2016). Yoga as a treatment for chronic low back pain: A systematic review of the literature. *Journal of Orthopedics & Rheumatology*, *3*(1), 1–8.

Charnetski, C. J., & Brennan, F. X. (2004). Sexual Frequency and Salivary Immunoglobulin A (IgA). *Psychological Reports, 94*(3), 839–844. https://doi.org/10.2466/pr0.94.3.839-844

Chen, H.-M., Wang, H.-H., Chen, C.-H., & Hu, H.-M. (2014). Effectiveness of a Stretching Exercise Program on Low Back Pain and Exercise Self-Efficacy Among Nurses in Taiwan: A Randomized Clinical Trial. *Pain Management Nursing, 15*(1), 283–291. https://doi.org/10.1016/j.pmn.2012.10.003

Cheng, Z., & Smyth, R. (2015). Sex and happiness. *Journal of Economic Behavior & Organization, 112*, 26–32. https://doi.org/10.1016/j.jebo.2014.12.030

Corniani, G., & Saal, H. P. (2020). Tactile innervation densities across the whole body. *Journal of Neurophysiology, 124*(4), 1229–1240. https://doi.org/10.1152/jn.00313.2020

Costa, R. M., & Brody, S. (2012). Greater Resting Heart Rate Variability Is Associated with Orgasms Through Penile–Vaginal Intercourse, But Not with Orgasms from Other Sources. *The Journal of Sexual Medicine, 9*(1), 188–197. https://doi.org/10.1111/j.1743-6109.2011.02541.x

Cramer, H., Lauche, R., Haller, H., & Dobos, G. (2013). A Systematic Review and Meta-analysis of Yoga for Low Back Pain. *The Clinical Journal of Pain, 29*(5), 450–460. https://doi.org/10.1097/AJP.0b013e31825e1492

Cramer, H., Lauche, R., Langhorst, J., & Dobos, G. (2013). Yoga for rheumatic diseases: A systematic review. *Rheumatology, 52*(11), 2025–2030. https://doi.org/10.1093/rheumatology/ket264

Damrongthai, C., Kuwamizu, R., Suwabe, K., Ochi, G., Yamazaki, Y., Fukuie, T., Adachi, K., Yassa, M. A., Churdchomjan, W., & Soya, H. (2021). Benefit of human moderate running boosting mood and executive function coinciding with bilateral prefrontal activation. *Scientific Reports, 11*(1), 22657. https://doi.org/10.1038/s41598-021-01654-z

de Greeff, J. W., Bosker, R. J., Oosterlaan, J., Visscher, C., & Hartman, E. (2018). Effects of physical activity on executive functions, attention and academic performance in preadolescent children: A meta-analysis. *Journal of Science and Medicine in Sport, 21*(5), 501–507. https://doi.org/10.1016/j.jsams.2017.09.595

De Nys, L., Anderson, K., Ofosu, E. F., Ryde, G. C., Connelly, J., & Whittaker, A. C. (2022). The effects of physical activity on cortisol and sleep: A systematic review and meta-analysis. *Psychoneuroendocrinology, 143*, 105843. https://doi.org/10.1016/j.psyneuen.2022.105843

Diaz, K. M., Howard, V. J., Hutto, B., Colabianchi, N., Vena, J. E., Safford, M. M., Blair, S. N., & Hooker, S. P. (2017). Patterns of Sedentary Behavior and Mortality in U.S. Middle-Aged and Older Adults: A National Cohort Study. *Annals of Internal Medicine, 167*(7), 465. https://doi.org/10.7326/M17-0212

Dinas, P. C., Koutedakis, Y., & Flouris, A. D. (2011). Effects of exercise and physical activity on depression. *Irish Journal of Medical Science, 180*(2), 319–325. https://doi.org/10.1007/s11845-010-0633-9

Drevets, W. C., Price, J. L., Simpson, J. R., Todd, R. D., Reich, T., Vannier, M., & Raichle, M. E. (1997). Subgenual prefrontal cortex abnormalities in mood disorders. *Nature, 386*(6627), 824–827. https://doi.org/10.1038/386824a0

Ebrahim, S. (2002). Sexual intercourse and risk of ischaemic stroke and coronary heart disease: The Caerphilly study. *Journal of Epidemiology & Community Health, 56*(2), 99–102. https://doi.org/10.1136/jech.56.2.99

Englund, D. A., Sakamoto, A. E., Fritsche, C. M., Heeren, A. A., Zhang, X., Kotajarvi, B. R., Lecy, D. R., Yousefzadeh, M. J., Schafer, M. J., White, T. A., Atkinson, E. J., & LeBrasseur, N. K. (2021). Exercise reduces circulating biomarkers of cellular senescence in humans. *Aging Cell, 20*(7). https://doi.org/10.1111/acel.13415

Engström, B. E., Karlsson, F. A., & Wide, L. (1998). Marked gender differences in ambulatory morning growth hormone values in young adults. *Clinical Chemistry, 44*(6), 1289–1295. https://doi.org/10.1093/clinchem/44.6.1289

Ezati, M., Keshavarz, M., Barandouzi, Z. A., & Montazeri, A. (2020). The effect of regular aerobic exercise on sleep quality and fatigue among female student dormitory residents. *BMC Sports Science, Medicine and Rehabilitation, 12*(1), 44. https://doi.org/10.1186/s13102-020-00190-z

Ficarra, S., Thomas, E., Bianco, A., Gentile, A., Thaller, P., Grassadonio, F., Papakonstantinou, S., Schulz, T., Olson, N., Martin, A., Wagner, C., Nordström, A., & Hofmann, H. (2022). Impact of exercise interventions on physical fitness in breast cancer patients and survivors: A systematic review. *Breast Cancer, 29*(3), 402–418. https://doi.org/10.1007/s12282-022-01347-z

Frappier, J., Toupin, I., Levy, J. J., Aubertin-Leheudre, M., & Karelis, A. D. (2013). Energy Expenditure during Sexual Activity in Young Healthy Couples. *PLoS ONE, 8*(10), e79342. https://doi.org/10.1371/journal.pone.0079342

Friedenreich, C. M., Ryder-Burbidge, C., & McNeil, J. (2021). Physical activity, obesity and sedentary behavior in cancer etiology: Epidemiologic evidence and biologic mechanisms. *Molecular Oncology, 15*(3), 790–800. https://doi.org/10.1002/1878-0261.12772

Frimpong, E., Mograss, M., Zvionow, T., & Dang-Vu, T. T. (2021). The effects of evening high-intensity exercise on sleep in healthy adults: A systematic review and meta-analysis. *Sleep Medicine Reviews, 60*, 101535. https://doi.org/10.1016/j.smrv.2021.101535

Fung, T. C., Olson, C. A., & Hsiao, E. Y. (2017). Interactions between the microbiota, immune and nervous systems in health and disease. *Nature Neuroscience, 20*(2), 145–155. https://doi.org/10.1038/nn.4476

Gibala, M. J., & McGee, S. L. (2008). Metabolic Adaptations to Short-term High-Intensity Interval Training: A Little Pain for a Lot of Gain? *Exercise and Sport Sciences Reviews, 36*(2), 58–63. https://doi.org/10.1097/JES.0b013e318168ec1f

Gillen, J. B., Martin, B. J., MacInnis, M. J., Skelly, L. E., Tarnopolsky, M. A., & Gibala, M. J. (2016). Twelve Weeks of Sprint Interval Training Improves Indices of Cardiometabolic Health Similar to Traditional Endurance Training despite a Five-Fold Lower Exercise Volume and Time Commitment. *PLOS ONE, 11*(4), e0154075. https://doi.org/10.1371/journal.pone.0154075

Godin, G., Desharnais, R., Valois, P., Lepage, L., Jobin, J., & Bradet, R. (1994). Differences in Perceived Barriers to Exercise between High and Low Intenders: Observations among Different Populations. *American Journal of Health Promotion*, *8*(4), 279–285. https://doi.org/10.4278/0890-1171-8.4.279

Grgic, J., Garofolini, A., Orazem, J., Sabol, F., Schoenfeld, B. J., & Pedisic, Z. (2020). Effects of Resistance Training on Muscle Size and Strength in Very Elderly Adults: A Systematic Review and Meta-Analysis of Randomized Controlled Trials. *Sports Medicine*, *50*(11), 1983–1999. https://doi.org/10.1007/s40279-020-01331-7

Gries, K. J., Raue, U., Perkins, R. K., Lavin, K. M., Overstreet, B. S., D'Acquisto, L. J., Graham, B., Finch, W. H., Kaminsky, L. A., Trappe, T. A., & Trappe, S. (2018). Cardiovascular and skeletal muscle health with lifelong exercise. *Journal of Applied Physiology*, *125*(5), 1636–1645. https://doi.org/10.1152/japplphysiol.00174.2018

Griffiths, M. D. (2005). The exercise addiction inventory: A quick and easy screening tool for health practitioners. *British Journal of Sports Medicine*, *39*(6), e30–e30. https://doi.org/10.1136/bjsm.2004.017020

Haaz, S., & Bartlett, S. J. (2011). Yoga for Arthritis: A Scoping Review. *Rheumatic Disease Clinics of North America*, *37*(1), 33–46. https://doi.org/10.1016/j.rdc.2010.11.001

Ham, D. J., Börsch, A., Chojnowska, K., Lin, S., Leuchtmann, A. B., Ham, A. S., Thürkauf, M., Delezie, J., Furrer, R., Burri, D., Sinnreich, M., Handschin, C., Tintignac, L. A., Zavolan, M., Mittal, N., & Rüegg, M. A. (2022). Distinct and additive effects of calorie restriction and rapamycin in aging skeletal muscle. *Nature Communications*, *13*(1), 2025. https://doi.org/10.1038/s41467-022-29714-6

Harvey, L., Herbert, R., & Crosbie, J. (2002). Does stretching induce lasting increases in joint ROM? A systematic review. *Physiotherapy Research International*, 7(1), 1–13. https://doi.org/10.1002/pri.236

Hashimoto, T., Tsukamoto, H., Ando, S., & Ogoh, S. (2021). Effect of Exercise on Brain Health: The Potential Role of Lactate as a Myokine. *Metabolites*, *11*(12), 813. https://doi.org/10.3390/metabo11120813

Herbert, R. D., de Noronha, M., & Kamper, S. J. (2011). Stretching to prevent or reduce muscle soreness after exercise. *Cochrane Database of Systematic Reviews*. https://doi.org/10.1002/14651858.CD004577.pub3

Howden, E. J., Sarma, S., Lawley, J. S., Opondo, M., Cornwell, W., Stoller, D., Urey, M. A., Adams-Huet, B., & Levine, B. D. (2018). Reversing the Cardiac Effects of Sedentary Aging in Middle Age—A Randomized Controlled Trial: Implications For Heart Failure Prevention. *Circulation*, *137*(15), 1549–1560. https://doi.org/10.1161/CIRCULATIONAHA.117.030617

Huber, L., & Shilton, T. (2016, Mai 9). *The 4th leading risk factor for death worldwide: Physical inactivity is an urgent public health priority*. NCD Alliance. https://ncdalliance.org/news-events/blog/the-4th-leading-cause-of-death-worldwide-physical-inactivity-is-an-urgent-public-health-priority

Jodeiri Farshbaf, M., & Alviña, K. (2021). Multiple Roles in Neuroprotection for the Exercise Derived Myokine Irisin. *Frontiers in Aging Neuroscience*, *13*, 649929. https://doi.org/10.3389/fnagi.2021.649929

Kandola, A., Ashdown-Franks, G., Hendrikse, J., Sabiston, C. M., & Stubbs, B. (2019). Physical activity and depression: Towards understanding the antidepressant mechanisms of physical activity. *Neuroscience & Biobehavioral Reviews*, *107*, 525–539. https://doi.org/10.1016/j.neubiorev.2019.09.040

Kato, M., Nihei Green, F., Hotta, K., Tsukamoto, T., Kurita, Y., Kubo, A., & Takagi, H. (2020). The Efficacy of Stretching Exercises on Arterial Stiffness in Middle-Aged and Older Adults: A Meta-Analysis of Randomized and Non-Randomized Controlled Trials. *International Journal of Environmental Research and Public Health*, *17*(16), 5643. https://doi.org/10.3390/ijerph17165643

Kotz, C. M., & Levine, J. A. (2005). Role of nonexercise activity thermogenesis (NEAT) in obesity. *Minnesota Medicine*, *88*(9), 54–57

Kyu, H. H., Bachman, V. F., Alexander, L. T., Mumford, J. E., Afshin, A., Estep, K., Veerman, J. L., Delwiche, K., Iannarone, M. L., Moyer, M. L., Cercy, K., Vos, T., Murray, C. J. L., & Forouzanfar, M. H. (2016). Physical activity and risk of breast cancer, colon cancer, diabetes, ischemic heart disease, and ischemic stroke events: Systematic review and dose-response meta-analysis for the Global Burden of Disease Study 2013. *BMJ*, i3857. https://doi.org/10.1136/bmj.i3857

Langemak, S. (2009, November 23). *Das Herz in Zahlen—WELT*. https://www.welt.de/welt_print/wissen/article5297720/Das-Herz-in-Zahlen.html

Langevin, H. M., Fox, J. R., Koptiuch, C., Badger, G. J., Greenan- Naumann, A. C., Bouffard, N. A., Konofagou, E. E., Lee, W.-N., Triano, J. J., & Henry, S. M. (2011). Reduced thoracolumbar fascia shear strain in human chronic low back pain. *BMC Musculoskeletal Disorders*, *12*(1), 203. https://doi.org/10.1186/1471-2474-12-203

Langevin, MD, H. M., & Huijing, PhD, P. A. (2009). Communicating About Fascia: History, Pitfalls, and Recommendations. *International Journal of Therapeutic Massage & Bodywork: Research, Education, & Practice*, *2*(4), 3–8. https://doi.org/10.3822/ijtmb.v2i4.63

Lara, B., Salinero, J. J., Gallo-Salazar, C., Areces, F., Ruiz-Vicente, D., Martinez, M., & Del Coso, J. (2019). Elevation of Cardiac Troponins After Endurance Running Competitions. *Circulation*, *139*(5), 709–711. https://doi.org/10.1161/CIRCULATIONAHA.118.034655

Lastella, M., O'Mullan, C., Paterson, J. L., & Reynolds, A. C. (2019). Sex and Sleep: Perceptions of Sex as a Sleep Promoting Behavior in the General Adult Population. *Frontiers in Public Health*, *7*, 33. https://doi.org/10.3389/fpubh.2019.00033

Lavín-Pérez, A. M., Collado-Mateo, D., Mayo, X., Liguori, G., Humphreys, L., Copeland, R. J., & Jiménez, A. (2021). Effects of high-intensity training on the quality of life of cancer patients and survivors: A systematic review with meta-analysis. *Scientific Reports*, *11*(1), 15089. https://doi.org/10.1038/s41598-021-94476-y

Lederman, E. (2014). *Therapeutic stretching: Towards a functional approach*. Churchill Livingstone/Elsevier.

Lee, B. G., Cho, N. S., & Rhee, Y. G. (2012). Effect of two rehabilitation protocols on range of motion and healing rates after arthroscopic rotator cuff repair: Aggressive versus limited early passive exercises. *Arthroscopy: The Journal of Arthroscopic & Related Surgery: Official Publication of the Arthroscopy Association of North America and the International Arthroscopy Association*, *28*(1), 34–42. https://doi.org/10.1016/j.arthro.2011.07.012

Lee, I.-M., Shiroma, E. J., Lobelo, F., Puska, P., Blair, S. N., & Katzmarzyk, P. T. (2012). Effect of physical inactivity on major non-communicable diseases worldwide: An analysis of burden of disease and life expectancy. *The Lancet*, *380*(9838), 219–229. https://doi.org/10.1016/S0140-6736(12)61031-9

Lee, S. W., Lee, J., Moon, S. Y., Jin, H. Y., Yang, J. M., Ogino, S., Song, M., Hong, S. H., Abou Ghayda, R., Kronbichler, A., Koyanagi, A., Jacob, L., Dragioti, E., Smith, L., Giovannucci, E., Lee, I.-M., Lee, D. H., Lee, K. H., Shin, Y. H., ... Yon, D. K. (2022). Physical activity and the risk of SARS-CoV-2 infection, severe COVID-19 illness and COVID-19 related mortality in South Korea: A nationwide cohort study. *British Journal of Sports Medicine*, *56*(16), 901–912. https://doi.org/10.1136/bjsports-2021-104203

Leitzmann, M. F. (2004). Ejaculation Frequency and Subsequent Risk of Prostate Cancer. *JAMA*, *291*(13), 1578. https://doi.org/10.1001/jama.291.13.1578

Levine, J. A. (2004). Nonexercise activity thermogenesis (NEAT): Environment and biology. *American Journal of Physiology-Endocrinology and Metabolism*, *286*(5), E675–E685. https://doi.org/10.1152/ajpendo.00562.2003

Levine, J. A. (2007). Nonexercise activity thermogenesis ? Liberating the life-force. *Journal of Internal Medicine*, *262*(3), 273–287. https://doi.org/10.1111/j.1365-2796.2007.01842.x

Liu, H., Waite, L. J., Shen, S., & Wang, D. H. (2016). Is Sex Good for Your Health? A National Study on Partnered Sexuality and Cardiovascular Risk among Older Men and Women. *Journal of Health and Social Behavior*, *57*(3), 276–296. https://doi.org/10.1177/0022146516661597

Liu, W., Ge, T., Leng, Y., Pan, Z., Fan, J., Yang, W., & Cui, R. (2017). The Role of Neural Plasticity in Depression: From Hippocampus to Prefrontal Cortex. *Neural Plasticity*, *2017*, 1–11. https://doi.org/10.1155/2017/6871089

Loewenstein, G., Krishnamurti, T., Kopsic, J., & McDonald, D. (2015). Does Increased Sexual Frequency Enhance Happiness? *Journal of Economic Behavior & Organization*, *116*, 206–218. https://doi.org/10.1016/j.jebo.2015.04.021

Lopez, P., Pinto, R. S., Radaelli, R., Rech, A., Grazioli, R., Izquierdo, M., & Cadore, E. L. (2018). Benefits of resistance training in physically frail elderly: A systematic review. *Aging Clinical and Experimental Research, 30*(8), 889–899. https://doi.org/10.1007/s40520-017-0863-z

Lorena, S. B. de, Lima, M. do C. C. de, Ranzolin, A., & Duarte, Â. L. B. P. (2015). Efeitos dos exercícios de alongamento muscular no tratamento da fibromialgia: Uma revisão sistemática. *Revista Brasileira de Reumatologia, 55*(2), 167–173. https://doi.org/10.1016/j.rbr.2014.08.015

Lourenco, M. V., Frozza, R. L., de Freitas, G. B., Zhang, H., Kincheski, G. C., Ribeiro, F. C., Gonçalves, R. A., Clarke, J. R., Beckman, D., Staniszewski, A., Berman, H., Guerra, L. A., Forny-Germano, L., Meier, S., Wilcock, D. M., de Souza, J. M., Alves-Leon, S., Prado, V. F., Prado, M. A. M., ... De Felice, F. G. (2019). Exercise-linked FNDC5/irisin rescues synaptic plasticity and memory defects in Alzheimer's models. *Nature Medicine, 25*(1), 165–175. https://doi.org/10.1038/s41591-018-0275-4

Manoel, M. E., Harris-Love, M. O., Danoff, J. V., & Miller, T. A. (2008). Acute Effects of Static, Dynamic, and Proprioceptive Neuromuscular Facilitation Stretching on Muscle Power in Women. *Journal of Strength and Conditioning Research, 22*(5), 1528–1534. https://doi.org/10.1519/JSC.0b013e31817b0433

Marangoni, A. H. (2010). Effects of intermittent stretching exercises at work on musculoskeletal pain associated with the use of a personal computer and the influence of media on outcomes. *Work, 36*(1), 27–37. https://doi.org/10.3233/WOR-2010-1004

Martinez-Silvestrini, J. A., Newcomer, K. L., Gay, R. E., Schaefer, M. P., Kortebein, P., & Arendt, K. W. (2005). Chronic Lateral Epicondylitis: Comparative Effectiveness of a Home Exercise Program Including Stretching Alone versus Stretching Supplemented with Eccentric or Concentric Strengthening. *Journal of Hand Therapy, 18*(4), 411–420. https://doi.org/10.1197/j.jht.2005.07.007

Mason, M., Keays, S. L., & Newcombe, P. A. (2011). The Effect of Taping, Quadriceps Strengthening and Stretching Prescribed Separately or Combined on Patellofemoral Pain: Patellofemoral Pain: Taping, Quadriceps Strengthening and Quadriceps Stretching. *Physiotherapy Research International, 16*(2), 109–119. https://doi.org/10.1002/pri.486

Mathot, E., Liberman, K., Cao Dinh, H., Njemini, R., & Bautmans, I. (2021). Systematic review on the effects of physical exercise on cellular immunosenescence-related markers – An update. *Experimental Gerontology, 149*, 111318. https://doi.org/10.1016/j.exger.2021.111318

Mayer, F., Scharhag-Rosenberger, F., Carlsohn, A., Cassel, M., Müller, S., & Scharhag, J. (2011). The Intensity and Effects of Strength Training in the Elderly. *Deutsches Ärzteblatt international*. https://doi.org/10.3238/arztebl.2011.0359

McTiernan, A., Friedenreich, C. M., Katzmarzyk, P. T., Powell, K. E., Macko, R., Buchner, D., Pescatello, L. S., Bloodgood, B., Tennant, B., Vaux-Bjerke, A., George, S. M., Troiano, R. P., & Piercy, K. L. (2019). Physical Activity in Cancer Prevention and Survival:

A Systematic Review. *Medicine & Science in Sports & Exercise*, *51*(6), 1252–1261. https://doi.org/10.1249/MSS.0000000000001937

Meeusen, R., Duclos, M., Foster, C., Fry, A., Gleeson, M., Nieman, D., Raglin, J., Rietjens, G., Steinacker, J., Urhausen, A., European College of Sport Science, & American College of Sports Medicine. (2013). Prevention, diagnosis, and treatment of the overtraining syndrome: Joint consensus statement of the European College of Sport Science and the American College of Sports Medicine. *Medicine and Science in Sports and Exercise*, *45*(1), 186–205. https://doi.org/10.1249/MSS.0b013e318279a10a

Mense, S. (2019). Innervation of the thoracolumbar fascia. *European Journal of Translational Myology*, *29*(3). https://doi.org/10.4081/ejtm.2019.8297

Moreau, D., Morrison, A. B., & Conway, A. R. A. (2015). An ecological approach to cognitive enhancement: Complex motor training. *Acta Psychologica*, *157*, 44–55. https://doi.org/10.1016/j.actpsy.2015.02.007

Muise, A., Schimmack, U., & Impett, E. A. (2016). Sexual Frequency Predicts Greater Well-Being, But More is Not Always Better. *Social Psychological and Personality Science*, 7(4), 295–302. https://doi.org/10.1177/1948550615616462

Ngandu, T., Lehtisalo, J., Solomon, A., Levälahti, E., Ahtiluoto, S., Antikainen, R., Bäckman, L., Hänninen, T., Jula, A., Laatikainen, T., Lindström, J., Mangialasche, F., Paajanen, T., Pajala, S., Peltonen, M., Rauramaa, R., Stigsdotter-Neely, A., Strandberg, T., Tuomilehto, J., … Kivipelto, M. (2015). A 2 year multidomain intervention of diet, exercise, cognitive training, and vascular risk monitoring versus control to prevent cognitive decline in at-risk elderly people (FINGER): A randomised controlled trial. *The Lancet*, *385*(9984), 2255–2263. https://doi.org/10.1016/S0140-6736(15)60461-5

Northey, J. M., Cherbuin, N., Pumpa, K. L., Smee, D. J., & Rattray, B. (2018). Exercise interventions for cognitive function in adults older than 50: A systematic review with meta-analysis. *British Journal of Sports Medicine*, *52*(3), 154–160. https://doi.org/10.1136/bjsports-2016-096587

O'Hearn, M., Liu, J., Cudhea, F., Micha, R., & Mozaffarian, D. (2021). Coronavirus Disease 2019 Hospitalizations Attributable to Cardiometabolic Conditions in the United States: A Comparative Risk Assessment Analysis. *Journal of the American Heart Association*, *10*(5), e019259. https://doi.org/10.1161/JAHA.120.019259

Oppezzo, M., & Schwartz, D. L. (2014). Give your ideas some legs: The positive effect of walking on creative thinking. *Journal of Experimental Psychology: Learning, Memory, and Cognition*, *40*(4), 1142–1152. https://doi.org/10.1037/a0036577

Page, P. (2012). Current concepts in muscle stretching for exercise and rehabilitation. *International Journal of Sports Physical Therapy*, 7(1), 109–119

Pandya, M., Altinay, M., Malone, D. A., & Anand, A. (2012). Where in the Brain Is Depression? *Current Psychiatry Reports*, *14*(6), 634–642. https://doi.org/10.1007/s11920-012-0322-7

Park, J. H., Moon, J. H., Kim, H. J., Kong, M. H., & Oh, Y. H. (2020). Sedentary Lifestyle: Overview of Updated Evidence of Potential Health Risks. *Korean Journal of Family Medicine, 41*(6), 365–373. https://doi.org/10.4082/kjfm.20.0165

Patel, A. V., Friedenreich, C. M., Moore, S. C., Hayes, S. C., Silver, J. K., Campbell, K. L., Winters-Stone, K., Gerber, L. H., George, S. M., Fulton, J. E., Denlinger, C., Morris, G. S., Hue, T., Schmitz, K. H., & Matthews, C. E. (2019). American College of Sports Medicine Roundtable Report on Physical Activity, Sedentary Behavior, and Cancer Prevention and Control. *Medicine & Science in Sports & Exercise, 51*(11), 2391–2402. https://doi.org/10.1249/MSS.0000000000002117

Pavan, P. G., Stecco, A., Stern, R., & Stecco, C. (2014). Painful Connections: Densification Versus Fibrosis of Fascia. *Current Pain and Headache Reports, 18*(8), 441. https://doi.org/10.1007/s11916-014-0441-4

Pawlik, L. (2021). Todesursache: Bewegungsmangel: Die ignorierte Pandemie des digitalen Lebens, der Arbeit und der Bildung. *Pädiatrie & Pädologie, 56*(1), 8–14. https://doi.org/10.1007/s00608-020-00859-1

Pearce, M., Garcia, L., Abbas, A., Strain, T., Schuch, F. B., Golubic, R., Kelly, P., Khan, S., Utukuri, M., Laird, Y., Mok, A., Smith, A., Tainio, M., Brage, S., & Woodcock, J. (2022). Association Between Physical Activity and Risk of Depression: A Systematic Review and Meta-analysis. *JAMA Psychiatry, 79*(6), 550. https://doi.org/10.1001/jamapsychiatry.2022.0609

Pedersen, B. K., Åkerström, T. C. A., Nielsen, A. R., & Fischer, C. P. (2007). Role of myokines in exercise and metabolism. *Journal of Applied Physiology, 103*(3), 1093–1098. https://doi.org/10.1152/japplphysiol.00080.2007

Pedersen, B. K., Steensberg, A., & Schjerling, P. (2001). Muscle-derived interleukin-6: Possible biological effects. *The Journal of Physiology, 536*(2), 329–337. https://doi.org/10.1111/j.1469-7793.2001.0329c.xd

Posadzki, P., & Ernst, E. (2011). Yoga for low back pain: A systematic review of randomized clinical trials. *Clinical Rheumatology, 30*(9), 1257–1262. https://doi.org/10.1007/s10067-011-1764-8

Posadzki, P., Ernst, E., Terry, R., & Lee, M. S. (2011). Is yoga effective for pain? A systematic review of randomized clinical trials. *Complementary Therapies in Medicine, 19*(5), 281–287. https://doi.org/10.1016/j.ctim.2011.07.004

Powers, M. B., Asmundson, G. J. G., & Smits, J. A. J. (2015). Exercise for Mood and Anxiety Disorders: The State-of-the Science. *Cognitive Behaviour Therapy, 44*(4), 237–239. https://doi.org/10.1080/16506073.2015.1047286

Ratey, J. J., & Hagerman, E. (2013). *Spark: The revolutionary new science of exercise and the brain* (First Little, Brown and Company paperback edition). Little, Brown and Company

Rieder, R., Wisniewski, P. J., Alderman, B. L., & Campbell, S. C. (2017). Microbes and mental health: A review. *Brain, Behavior, and Immunity, 66*, 9–17. https://doi.org/10.1016/j.bbi.2017.01.016

Rigucci, S., Serafini, G., Pompili, M., Kotzalidis, G. D., & Tatarelli, R. (2010). Anatomical and functional correlates in major depressive disorder: The contribution of neuroimaging studies. *The World Journal of Biological Psychiatry*, *11*(2–2), 165–180. https://doi.org/10.3109/15622970903131571

Rock, C. L., Thomson, C. A., Sullivan, K. R., Howe, C. L., Kushi, L. H., Caan, B. J., Neuhouser, M. L., Bandera, E. V., Wang, Y., Robien, K., Basen-Engquist, K. M., Brown, J. C., Courneya, K. S., Crane, T. E., Garcia, D. O., Grant, B. L., Hamilton, K. K., Hartman, S. J., Kenfield, S. A., ... McCullough, M. L. (2022). American Cancer Society nutrition and physical activity guideline for cancer survivors. *CA: A Cancer Journal for Clinicians*, *72*(3), 230–262. https://doi.org/10.3322/caac.21719

Rumpf, C., Proschinger, S., Schenk, A., Bloch, W., Lampit, A., Javelle, F., & Zimmer, P. (2021). The Effect of Acute Physical Exercise on NK-Cell Cytolytic Activity: A Systematic Review and Meta-Analysis. *Sports Medicine*, *51*(3), 519–530. https://doi.org/10.1007/s40279-020-01402-9

Saccucci, M., Zumbo, G., Mercuri, P., Pranno, N., Sotero, S., Zara, F., & Vozza, I. (2022). Musculoskeletal disorders related to dental hygienist profession. *International Journal of Dental Hygiene*, *20*(3), 571–579. https://doi.org/10.1111/idh.12596

Sallis, R., Young, D. R., Tartof, S. Y., Sallis, J. F., Sall, J., Li, Q., Smith, G. N., & Cohen, D. A. (2021). Physical inactivity is associated with a higher risk for severe COVID-19 outcomes: A study in 48 440 adult patients. *British Journal of Sports Medicine*, *55*(19), 1099–1105. https://doi.org/10.1136/bjsports-2021-104080

Sanchis-Gomar, F., Pérez, L. M., Joyner, M. J., Löllgen, H., & Lucia, A. (2016). Endurance Exercise and the Heart: Friend or Foe? *Sports Medicine*, *46*(4), 459–466. https://doi.org/10.1007/s40279-015-0434-4

Schleip, R., Gabbiani, G., Wilke, J., Naylor, I., Hinz, B., Zorn, A., Jäger, H., Breul, R., Schreiner, S., & Klingler, W. (2019). Fascia Is Able to Actively Contract and May Thereby Influence Musculoskeletal Dynamics: A Histochemical and Mechanographic Investigation. *Frontiers in Physiology*, *10*, 336. https://doi.org/10.3389/fphys.2019.00336

Schleip, R., & Klingler, W. (2019). Active contractile properties of fascia. *Clinical Anatomy*, *32*(7), 891–895. https://doi.org/10.1002/ca.23391

Schnohr, P., O'Keefe, J. H., Lavie, C. J., Holtermann, A., Lange, P., Jensen, G. B., & Marott, J. L. (2021). U-Shaped Association Between Duration of Sports Activities and Mortality: Copenhagen City Heart Study. *Mayo Clinic Proceedings*, *96*(12), 3012–3020. https://doi.org/10.1016/j.mayocp.2021.05.028

Schools and Staffing Survey (SASS). (2007, August). National Center for Education Statistics. https://nces.ed.gov/surveys/sass/tables/sass0708_035_s1s.asp

Schott, N., Diesch, J., Holfelder, B., & Klotzbier, T. (2016). Effekte einer akuten Ausdauerbelastung auf die Inhibitionsfähigkeit bei Jugendlichen. *Journal of Childhood and Adolescence Research*, *11*(4), 401–415.

Sejbuk, M., Mirończuk-Chodakowska, I., & Witkowska, A. M. (2022). Sleep Quality: A Narrative Review on Nutrition, Stimulants, and Physical Activity as Important Factors. *Nutrients*, *14*(9), 1912. https://doi.org/10.3390/nu14091912

Sekir, U., Arabaci, R., Akova, B., & Kadagan, S. M. (2009). Acute effects of static and dynamic stretching on leg flexor and extensor isokinetic strength in elite women athletes: Static and dynamic stretching: women athletes. *Scandinavian Journal of Medicine & Science in Sports*, *20*(2), 268–281. https://doi.org/10.1111/j.1600-0838.2009.00923.x

Severinsen, M. C. K., & Pedersen, B. K. (2020). Muscle–Organ Crosstalk: The Emerging Roles of Myokines. *Endocrine Reviews*, *41*(4), 594–609. https://doi.org/10.1210/endrev/bnaa016

Shi, P., Tang, Y., Zhang, Z., Feng, X., & Li, C. (2022). Effect of Physical Exercise in Real-World Settings on Executive Function of Typical Children and Adolescents: A Systematic Review. *Brain Sciences*, *12*(12), 1734. https://doi.org/10.3390/brainsci12121734

Silva, E. M., Andrade, S. C., & Vilar, M. J. (2012). Evaluation of the effects of Global Postural Reeducation in patients with ankylosing spondylitis. *Rheumatology International*, *32*(7), 2155–2163. https://doi.org/10.1007/s00296-011-1938-3

Singh-Manoux, A., Hillsdon, M., Brunner, E., & Marmot, M. (2005). Effects of Physical Activity on Cognitive Functioning in Middle Age: Evidence From the Whitehall II Prospective Cohort Study. *American Journal of Public Health*, *95*(12), 2252–2258. https://doi.org/10.2105/AJPH.2004.055574

Smith, G. I., & Mittendorfer, B. (2012). Similar muscle protein synthesis rates in young men and women: Men aren't from Mars and women aren't from Venus. *Journal of Applied Physiology*, *112*(11), 1803–1804. https://doi.org/10.1152/japplphysiol.00354.2012

Smith, G. I., Yoshino, J., Reeds, D. N., Bradley, D., Burrows, R. E., Heisey, H. D., Moseley, A. C., & Mittendorfer, B. (2014). Testosterone and Progesterone, But Not Estradiol, Stimulate Muscle Protein Synthesis in Postmenopausal Women. *The Journal of Clinical Endocrinology & Metabolism*, *99*(1), 256–265. https://doi.org/10.1210/jc.2013-2835

Staropoli, N. (2015, Juni 3). *A reader asks: Is life expectancy in America declining?* American Council on Science and Health. https://www.acsh.org/news/2015/06/03/a-reader-asks-is-life-expectancy-in-america-declining

Stutz, J., Eiholzer, R., & Spengler, C. M. (2019). Effects of Evening Exercise on Sleep in Healthy Participants: A Systematic Review and Meta-Analysis. *Sports Medicine*, *49*(2), 269–287. https://doi.org/10.1007/s40279-018-1015-0

Swain, D. P. (2005). Moderate or Vigorous Intensity Exercise: Which Is Better for Improving Aerobic Fitness? *Preventive Cardiology*, *8*(1), 55–58. https://doi.org/10.1111/j.1520-037X.2005.02791.x

Szabo, A., & Kovacsik, R. (2019). When Passion Appears, Exercise Addiction Disappears: Should Hundreds of Studies Not Considering Passion Be Revisited? *Swiss Journal of Psychology*, *78*(3–4), 137–142. https://doi.org/10.1024/1421-0185/a000228

Thomas, E., Bellafiore, M., Gentile, A., Paoli, A., Palma, A., & Bianco, A. (2021). Cardiovascular Responses to Muscle Stretching: A Systematic Review and Meta-analysis. *International Journal of Sports Medicine*, a-1312-7131. https://doi.org/10.1055/a-1312-7131

Tsuji, K., Matsuoka, Y. J., & Ochi, E. (2021). High-intensity interval training in breast cancer survivors: A systematic review. *BMC Cancer*, *21*(1), 184. https://doi.org/10.1186/s12885-021-07804-w

Valenzuela, P. L., Castillo-García, A., Morales, J. S., de la Villa, P., Hampel, H., Emanuele, E., Lista, S., & Lucia, A. (2020). Exercise benefits on Alzheimer's disease: State-of-the-science. *Ageing Research Reviews*, *62*, 101108. https://doi.org/10.1016/j.arr.2020.101108

Vingren, J. L., Kraemer, W. J., Ratamess, N. A., Anderson, J. M., Volek, J. S., & Maresh, C. M. (2010). Testosterone Physiology in Resistance Exercise and Training: The Up-Stream Regulatory Elements. *Sports Medicine*, *40*(12), 1037–1053. https://doi.org/10.2165/11536910-000000000-00000

Von Der Lippe, E., Krause, L., Prost, M., Wengler, A., Leddin, J., Müller, A., Zeisler, M.-L., Anton, A., Rommel, A., & BURDEN 2020 Study Group. (2021). *Prävalenz von Rücken- und Nackenschmerzen in Deutschland. Ergebnisse der Krankheitslast-Studie BURDEN 2020*. https://doi.org/10.25646/7854

Walsh, N. P. (2018). Recommendations to maintain immune health in athletes. *European Journal of Sport Science*, *18*(6), 820–831. https://doi.org/10.1080/17461391.2018.1449895

Walsh, N. P., Gleeson, M., Shephard, R. J., Gleeson, M., Woods, J. A., Bishop, N. C., Fleshner, M., Green, C., Pedersen, B. K., Hoffman-Goetz, L., Rogers, C. J., Northoff, H., Abbasi, A., & Simon, P. (2011). Position statement. Part one: Immune function and exercise. *Exercise Immunology Review*, *17*, 6–63

Wang, F., & Boros, S. (2021). The effect of daily walking exercise on sleep quality in healthy young adults. *Sport Sciences for Health*, *17*(2), 393–401. https://doi.org/10.1007/s11332-020-00702-x

Wang, Q., & Zhou, W. (2021). Roles and molecular mechanisms of physical exercise in cancer prevention and treatment. *Journal of Sport and Health Science*, *10*(2), 201–210. https://doi.org/10.1016/j.jshs.2020.07.008

Ward, L., Stebbings, S., Cherkin, D., & Baxter, G. D. (2013). Yoga for Functional Ability, Pain and Psychosocial Outcomes in Musculoskeletal Conditions: A Systematic Review and Meta-Analysis: Review of Yoga for Musculoskeletal Conditions. *Musculoskeletal Care*, *11*(4), 203–217. https://doi.org/10.1002/msc.1042

Wikström-Frisén, L., Boraxbekk, C. J., & Henriksson-Larsén, K. (2017). Effects on power, strength and lean body mass of menstrual/oral contraceptive cycle based resistance training. *The Journal of Sports Medicine and Physical Fitness*, *57*(1–2). https://doi.org/10.23736/S0022-4707.16.05848-5

Woodcock, J., Franco, O. H., Orsini, N., & Roberts, I. (2011). Non-vigorous physical activity and all-cause mortality: Systematic review and meta-analysis of cohort studies. *International Journal of Epidemiology*, *40*(1), 121–138. https://doi.org/10.1093/ije/dyq104

World Health Organization. (2018). *Global action plan on physical activity 2018–2030: More active people for a healthier world*. World Health Organization. https://apps.who.int/iris/handle/10665/272722

World Health Organization. (2020). *Physical activity and young people*. https://www.who.int/news-room/fact-sheets/detail/noncommunicable-diseases

World Health Organization. (2022a, September 16). *Noncommunicable diseases*. https://www.who.int/news-room/fact-sheets/detail/noncommunicable-diseases

World Health Organization. (2022b, Oktober 5). *Physical activity*. https://www.who.int/news-room/fact-sheets/detail/physical-activity

Xie, B., Yan, X., Cai, X., & Li, J. (2017). Effects of High-Intensity Interval Training on Aerobic Capacity in Cardiac Patients: A Systematic Review with Meta-Analysis. *BioMed Research International*, *2017*, 1–16. https://doi.org/10.1155/2017/5420840

Zhao, J., Jiang, W., Wang, X., Cai, Z., Liu, Z., & Liu, G. (2020). Exercise, brain plasticity, and depression. *CNS Neuroscience & Therapeutics*, *26*(9), 885–895. https://doi.org/10.1111/cns.13385

NOTIZEN

KVM – Der Medizinverlag

Du kannst dich mal ... gesund erholen!

Mehr Infos

Effektive Impulse für wohltuende Regeneration im Alltag

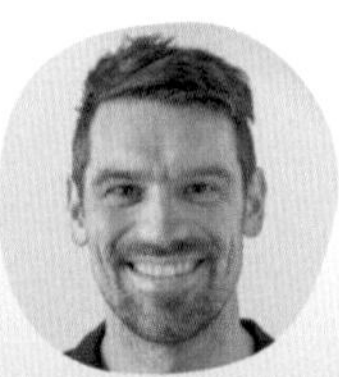

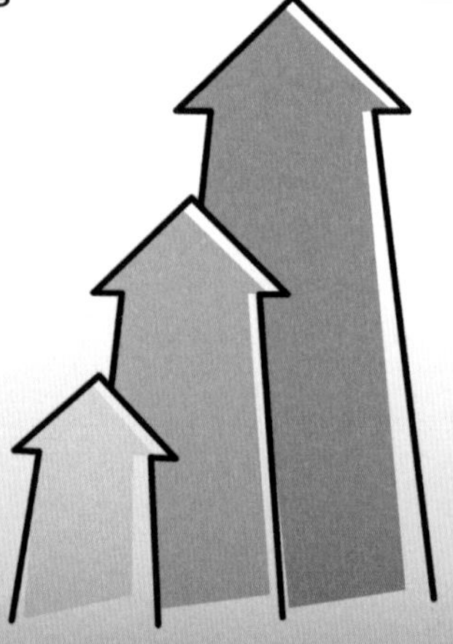

Ben Baak

„Regeneration ist die wichtigste Form der Ressourcengewinnung und damit die Wiege der Gesundheit“.

In „Du kannst dich mal ... gesund erholen“ stellt Dr. Ben Baak die unterschiedlichsten Facetten wirkungsvoller Regenerationsmethoden vor und gibt nützliches Wissen, Inspiration und wertvolle Anreize, um Stress und Erschöpfung im Alltag zu begegnen.